Dr. Wolfgang Bauermeister

Schmerzfrei durch Osteopraktik

Das neue, sensationelle Behandlungsprogramm

Mosaik

I n h a l t

Inhalt

Wenn sich der Körper in den Rücken fällt

Von Dieter Hildebrandt

Es geschieht ohne Ankündigung. Der Schmerz überfällt einen gewissermaßen hinterrücks, trifft wie ein Blitz aus heiterem Himmel. Man hat etwas gehoben, sich gebückt oder ist von irgendwo heruntergesprungen – danach hat sich das Leben verändert. Wir sagen dann: »Bandscheibe!«
Jeder zweite hat es mit der Bandscheibe. Mit einer von den Bandscheiben. Das Gehen fällt schwer, das Stehen ist noch schlimmer, Liegen ist am schlimmsten. Man wünscht sich, die nächsten Jahre in einem heißen Bad verbringen zu dürfen. Gestern ist man noch Ski gelaufen, hat Tennis gespielt oder Volleyball – heute hat sich die Sonne verdunkelt, das Greisenalter kündigt sich an. Sämtliche Tabletten können nichts ausrichten, Spritzen, zu unserem Besten verabreicht, haben die Wirkung von Alkohol, die Leber droht Sanktionen an. Ein guter Tropfen Wein hilft eine Weile, aber der Magen lehnt die Verantwortung für das ganze Unglück ab. Man geht zu Ärzten. Zunächst zu einem, dann zu allen. Auf dem Weg dorthin versucht man möglichst, Freunden aus dem Wege zu gehen, die einen ansonsten aufrecht in Erinnerung hatten, »reißt sich zusammen«, erkennt jäh, daß Zusammenreißen so ziemlich das Dümmste ist, was man in einem solchen Falle tun kann, und beginnt dann zu resignieren.
Freunde raten, man solle zu einem Chiropraktiker gehen, der einen mit voller Wucht in das Kreuz trete, dann sei Ruhe bis zum Grabe. Ein anderer würde einen sogar »aufhängen«, ein dritter »bespräche« das Leiden in einer Art von Skelett-Voodoo,

und wieder andere schwören auf Salben, die auf der Basis von gemahlenen Klapperschlangen hergestellt werden.

Nachts bin ich stundenlang die Treppen hinunter- und wieder hinaufgelaufen. Es half für ein paar Minuten. In der Zwischenzeit versuchte ich, dem Grund für meine plötzliche Gebrechlichkeit auf die Spur zu kommen. Vermutlich waren die Jahre schuld zwischen 1945 und 1948, als ich für meinen Körper viel zu schwere Kisten schleppen mußte. Oder waren es vielleicht doch die Steißlandungen des Skifahrers H.? Die extrem falsche Körperhaltung bei den dreißig Jahre langen Bemühungen, einigermaßen Tennis zu spielen? Oder hat zum Schluß der Alkohol meine Gesundheit unterspült wie Hochwasser die Brückenpfeiler?

Später erfuhr ich von dem Verfasser dieses Buches: Alles zusammen und der Tod meiner ersten Frau und die unvermeidlichen Streßsituationen meines Berufes und das Bewußtsein, unaufhörlich älter zu werden, und vermutlich auch das Schuldgefühl, das Ende des Sozialstaates mit herbeigeführt zu haben. Es hört sich komischer an, als es ist.

Als ich von unserer Freundin Tini Polt zu Dr. Wolfgang Bauermeister geschickt wurde, begegnete ich ihm zuerst reserviert. Warum sollte ausgerechnet er helfen können? Er nadelte mich an beiden Ohren, hievte mich auf eine einfache Hintern-hoch-Hebemaschine und überließ mich meinen Schmerzen. Nach einer Weile nahm er sich meiner wieder an, schien in meinen Körper hineinzuhorchen, unternahm ein paar sanfte Griffe, schien aus mir heraus eine Antwort zu bekommen und entließ mich nach einer halben Stunde.

Als ich meinen Mantel im Wartezimmer abholte, sahen mich einige Patienten, denen der jahrelange Schmerz ins Gesicht gegraben war, fragend an. Es erinnerte mich an eine Situation, als meine Frau und ich vor einigen Jahren ein altes Ehepaar beobachteten, die gerade in das Heißwasserbecken von Ischia gestiegen waren. Kaum eingetaucht in das Heilwasser fragte sie ihn erwartungsvoll: »Ist es schon besser?«

Meine Schmerzen ließen in den ersten zwei, drei Wochen auf jeden Fall keineswegs nach. Ich hatte mich bereits damit abgefunden, daß es nun mal so ist und daß es eben auch so bleiben wird. Bis ich eines Morgens glücklich erkennen mußte, daß ich soeben problemlos meinen rechten Socken angezogen hatte! Für jemanden mit gesundem Kreuz ist das schwer vorstellbar, aber für mich war es wie das Aufstoßen der Himmelstür. Eine Woche später tat ich dasselbe mit der linken Socke. Ich war schmerzfrei! Ich bin es bis heute geblieben.

Ein halbes Jahr später übernahm ich die Rolle eines Patienten in einem Roundtable-Gespräch über die Krise der deutschen Medizin. Die Schilderung meiner Behandlung und des Behandlungserfolgs stieß auf ein ungläubiges Lächeln und bedächtiges Wiegen des Medizinerkopfes. Mein etwas gereizter Hinweis darauf, daß Dr. Bauermeister ein Schulmediziner wie jener auch sei, der aber in den USA eine neue Methode der Osteopraktik erlernt habe, die in unserem Lande zwar als schamanische Kräuterhexenzauberei abgetan würde, in Wirklichkeit aber fast allen, die sich seiner Behandlung anvertraut hatten, entscheidend geholfen habe, wurde mit einer konziliant gestellten Gegenfrage gekontert: »Was nennen Sie denn entscheidend?« Und ich habe gebrüllt: »Daß ich schmerzfrei bin, Himmeldonnerwetter!«

Daraufhin mußte ich erfahren, daß es verschiedene Grade der Schmerzfreiheit gebe, nämlich die bewußte und die unbewußte, die vorübergehende, die vorübergehend wirkende, aber konkret lauernde und wiederkehrende, Schmerz vorbereitende Schmerzpause. Von einer echten Schmerzfreiheit könne also gar nicht die Rede sein.

Auch für meine Krankenkasse gibt es verschiedene Arten von Schmerzfreiheit. Die wichtigsten sind die bezahlten und die unbezahlten. Nach dem Erstellen von mehreren Gutachten schrieb man mir:

»Die o.a. Rechnungen haben zwischenzeitlich mit den von Herrn Dr. Bauermeister erbetenen ärztlichen Unterlagen den uns beratenden Ärzten zur Beurteilung vorgelegen.
Ihr Versicherungsschutz gilt der medizinisch notwendigen Heilbehandlung wegen Krankheit oder Unfallfolgen (§ 1 des Allgemeinen Versicherungsschutzes/AVB).

Eine solche liegt vor bei Maßnahmen, die aufgrund gesicherter Erkenntnis grundsätzlich geeignet sind, die Krankheit gezielt zu erkennen, zu heilen oder zu lindern.
Nach Stellungnahme der uns beratenden Ärzte ist dies bei dem von Herrn Dr. Bauermeister entwickelten Therapiekonzept der Osteopraktik nicht der Fall. Da es sich bei seiner Behandlung um ein Konzept handelt, ist dieses als Ganzes zu sehen. Eine Kostenübernahme dieser Leistungen ist daher nicht möglich.«

Im Klartext heißt dies also: Die Gutachter, die natürlich gut darauf zu achten haben, daß der »Deutschen Krankenversicherung« keine allzu hohen Kosten entstehen, glauben mir – ihrem Kunden – nicht, daß ich tatsächlich schmerzfrei bin, glauben nicht, daß mein Leiden gelindert wurde, und nicht einmal, daß der Arzt die Krankheit »gezielt erkannt« hat. Weil sein Konzept, das gar nicht sein alleiniges, sondern ein in den USA allgemein angewendetes ist, nicht das richtige ist. Ich, der Patient, bin natürlich auch berechtigt anzunehmen, daß diese Gutachter eine verzweifelte Ähnlichkeit mit bestochenen Bundesligaschiedsrichtern haben. Sie pfeifen falsch.
Palmström (Christian Morgenstern) meint dazu:

»Weil, so schließt er messerscharf
nicht sein kann, was nicht sein darf.«

Der Verfasser dieses Textes bittet die Zweifler, das vorliegende Buch zu lesen, und hofft, daß noch mehr Kollegen des Dr. Bauermeister in diesem rückenkrummen Lande dieser Methode nähertreten, damit Hoffnung aufkommt für die Lahmen und Gepeinigten.
Mir bleibt nur der Dank für geschenkte Jahre ...

Kapitel 1

Osteopraktik – ein ganzheitliches Therapiekonzept

Osteopraktik ist ein neuartiges Behandlungskonzept, das sich aus meiner langjährigen praktischen Arbeit mit Patienten, die unter chronischen oder akuten Schmerzsymptomen leiden, entwickelt hat. Das Hauptaugenmerk liegt dabei auf der Behandlung der sogenannten *Trigger* (aus dem Englischen = *Auslöser*). Die Therapien in der Osteopraktik zielen darauf ab, diese Trigger, die zu schmerzhaften Verspannungen von Muskeln und Fehlstellungen von Gelenken bis hin zu Gelenkschäden, Wirbelsäulenverformungen und Bandscheibenvorfällen führen können, zu beseitigen. Das ist ein ganz wichtiger Aspekt, denn somit werden nicht nur die Symptome einer gesundheitlichen Störung, sondern deren eigentliche Ursache behandelt. Die einzelnen osteopraktischen Verfahren dabei sind ebenso einfach wie wirksam und kommen ohne Spritzen und Medikamente aus.

Die Osteopraktik ist jedoch kein Therapiekonzept, das ausschließlich nur von Fachärzten oder in spezialisierten Therapiezentren durchgeführt werden kann. Im Gegenteil – auch medizinische Laien können einige der hilfreichen Anwendungen schnell lernen. Und darin liegt auch das Ziel dieses Buches. Im weiteren Verlauf werden Ihnen nicht nur die Zusammenhänge zwischen Schmerzen und ihren Auslösern, sondern auch eine Vielzahl von Übungen vorgestellt, die sich bei Verspannungen, Muskel-, Gelenk- und Kopfschmerzen zur raschen Selbsthilfe für zu Hause eignen.

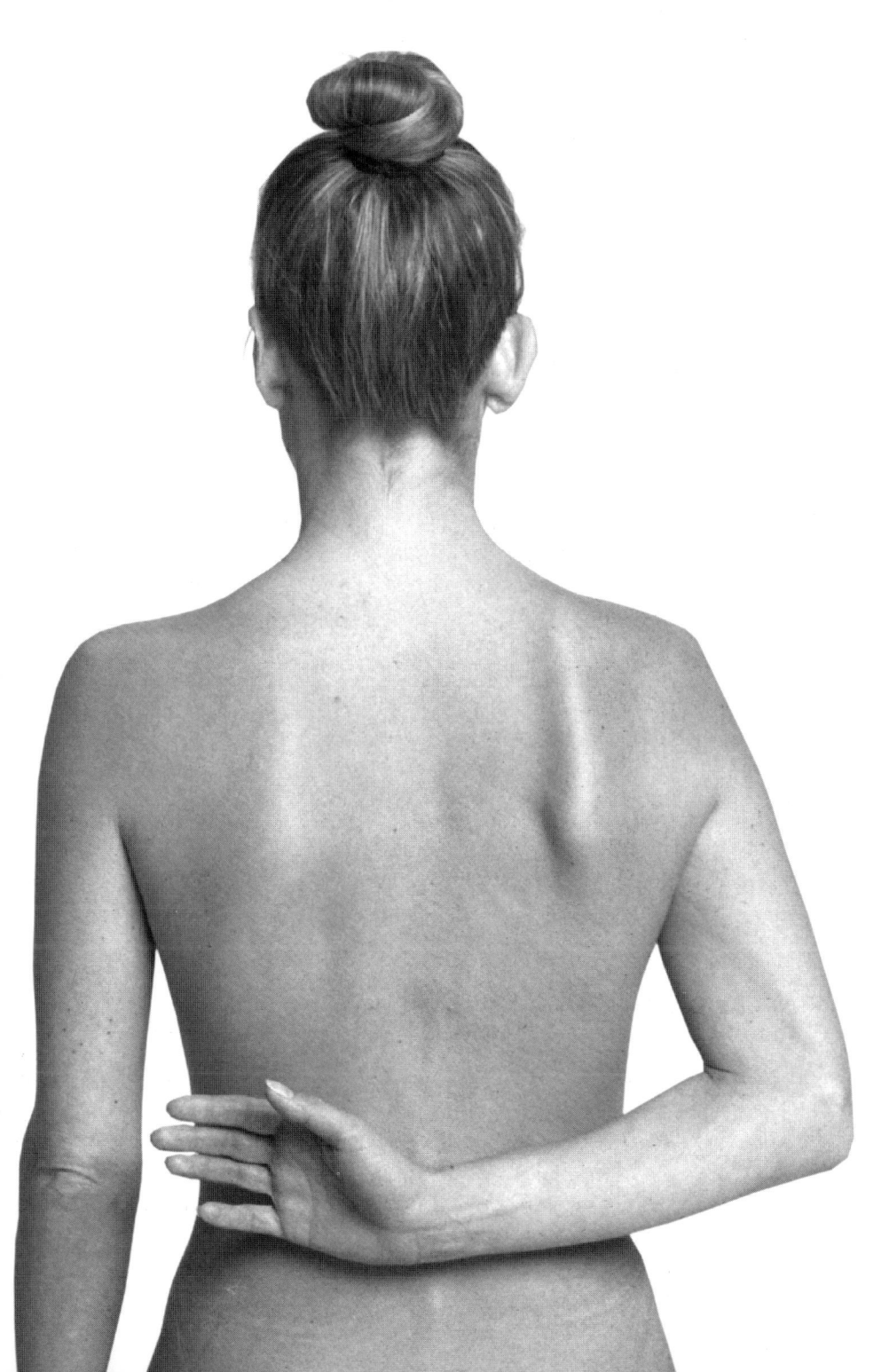

Die Ursprünge

Osteopraktik ist ein Kunstwort und basiert zum Teil auf dem therapeutischen Ansatz der Osteopathie (siehe S. 11). Doch die osteopraktischen Verfahren gehen noch einen Schritt weiter. Während meiner jahrelangen Tätigkeit an verschiedenen Schmerzkliniken in den USA lernte ich die Einsatzbereiche weiterer Therapiemethoden, wie zum Beispiel Chiropraktik, Cranio-Sacral-Therapie und Akupunktur, aber auch deren Grenzen kennen. Für meine praktische Arbeit reduzierte ich diese auf das Wesentliche und entwickelte daraus ein komplexes, aber überschaubares Therapiekonzept – die Osteopraktik.

Muskelfaserverdickungen oder Trigger sind die eigentlichen Schmerzauslöser

Trigger – die Ursache von Schmerzen und gesundheitlichen Störungen

Ein roter Faden, der sich durch alle Therapieverfahren der Osteopraktik zieht, sind Schmerzauslöser, die als »Trigger« bezeichnet werden. Darunter verstehe ich Verdickungen im Muskel oder Gewebe, die Schmerzreize und vielfältige Funktionsstörungen auslösen (»triggern«). Diese Trigger-Schmerzen strahlen vielfach in die direkte Umgebung, aber doch oft auch auf andere Körperbereiche aus. Das Ziel aller Behandlungsmethoden liegt darin, die Trigger aufzulösen oder wenigstens deren Reizempfindlichkeit zu vermindern. Mehr zu diesem zentralen Thema erfahren Sie im Kapitel Trigger-Manipulation (siehe S. 16).

Die Osteopraktik vereint also Methoden mehrerer bewährter therapeutischer Verfahren. Dies ermöglicht mir, den individuellen Bedürfnissen meiner Patienten gerecht zu werden, ohne sie an weitere Spezialisten überweisen zu müssen. Denn im Gegensatz zu den USA, wo eine enge Zusammenarbeit mit Osteopathen, Akupunkteuren, Chiro- und Cranio-Sacral-Therapeuten kein Problem darstellt, da diese oft unter einem Dach vereinigt oder zumindest in der Nähe zu finden sind, hat man in Europa immer noch Schwierigkeiten, überhaupt einen Vertreter dieser Therapierichtungen zu finden. Aber das wird sich ändern: Auch bei uns erlernen immer mehr Ärzte und Physiotherapeuten diese »sanften« und ganzheitlichen Methoden und integrieren sie in ihre Behandlungen. Doch obwohl ein Umdenken bereits eingesetzt hat, wird die Umsetzung in den Arztpraxen noch einige Zeit beanspruchen. Ich selbst habe einige Jahre gebraucht, bis ich aus meinen Praxiserfahrungen verständliche und leicht nachvollziehbare Behandlungsmethoden extrahieren und durch moderne schulmedizinische Erkenntnisse untermauern konnte. Die Erfolge zeigen mir, daß ich auf dem richtigen Weg bin.

Die Grundlagen

Die Osteopraktik ist ein praktisches Anwendungsverfahren, das Elemente verschiedener Behandlungsmethoden kombiniert: Trigger-Manipulation (Seite 16), Cranio-Sacral- und Cranio-Mandibular-Therapie (Seiten 26 bzw. 33), Myofaszial-Therapie (Seite 36) und Visceral-Therapie (Seite 41). Im Laufe dieses Buches lernen Sie die Grundlagen dieser Verfahren und Beispiele für die Selbstbehandlung kennen. Doch gehen Sie nicht gleich zum Übungsteil über, sondern nehmen Sie sich etwas Zeit, sich mit den wichtigsten Therapiekonzepten, auf denen die Osteopraktik aufbaut, vertraut zu machen.

Osteopathie

Die Osteopathie betrachtet den Körper als einen mechanischen Organismus. Im Mittelpunkt dieser Therapie stehen dementsprechend die Diagnose und Heilung von Bewegungseinschränkungen – die sogenannten Blockaden, die nach Auffassung der Osteopathen alle Funktionen des Körpers beeinträchtigen. Anliegen ist es, diese Blockaden durch verschiedene manuelle Techniken aufzulösen. Auf der Suche nach den Störungsquellen werden dabei sowohl der Knochenapparat, die Muskeln, das Bindegewebe als auch die inneren Organe und die Dura (die Hüllhaut des zentralen Nervensystems) gleichermaßen berücksichtigt. Die Osteopathie beschränkt sich also nicht auf die

Im Zentrum der osteopathischen Verfahren steht die Auflösung von Bewegungsblockaden

Osteopraktik – ein ganzheitliches Therapiekonzept

Die Ursprünge der Osteopathie liegen bereits über hundert Jahre zurück

Das osteopathische Therapieverfahren wurde bereits 1874 von dem amerikanischen Arzt Dr. Andrew Still begründet. Dieser stellte fest, daß bei allen Erkrankungen auch Probleme an den Knochen vorliegen. Aus diesem Grund nannte er seine Behandlung Osteo(Knochen)-Pathie-(Krankheit). 1892 gründete Dr. Still die »American School of Osteopathy«, die sich nach und nach zu einer medizinischen Institution etablierte. Der Kampf um die vollständige Anerkennung der Osteopathie als Richtung der Medizin hielt in den USA allerdings noch bis 1973 an, bis auch Mississippi und Kalifornien als letzte Bundesstaaten die Osteopathie anerkannten. Mittlerweile schlossen bereits fünf Prozent aller amerikanischen Ärzte ihre Ausbildung an einer Osteopathischen Universität mit dem Abschluß D.O. (Doktor der Osteopathie) ab. Darin liegt auch der Unterschied zwischen Osteopathen in den USA und in den europäischen Ländern. In den USA absolvierten Osteopathie praktizierende Ärzte neben dem herkömmlichen Medizinstudium eine Zusatzausbildung in Osteopathie. Europäische Osteopathen haben im Gegensatz zu ihren amerikanischen Kollegen meist keine schulmedizinische Vorbildung.

Krankheitssymptome, sondern sieht die Funktionszusammenhänge im Organismus.

In der Osteopathie geht man von folgenden Grundsätzen aus:

* *Der Körper ist eine Einheit.* Das bedeutet, daß die einzelnen Körpergewebe (Muskeln, Bindegewebe, Knochen und Organe) nicht eigenständig zu sehen sind, sondern einander bedingen. Folgt man diesem ganzheitlichen Gedanken, verursachen Störungen der verschiedenen Gewebe eine Störung der Körperfunktionen und sind somit die eigentlichen Ursachen von Erkrankungen und Schmerzen. Umgekehrt beeinflußt eine gestörte Körperfunktion wiederum die Struktur der Gewebe.

- *Der Organismus besitzt eigene, ihm innewohnende Selbstheilungskräfte.* Legt man zugrunde, daß der Körper stets ein ausgewogenes und gesundes Gleichgewicht anstrebt, ist es die Aufgabe des Arztes, diese natürlichen Regulationskräfte zu fördern.
- *Störungen des Muskel- und Skelettsystems beeinträchtigen die Selbstheilungsfähigkeit des Körpers.* Osteopathen versuchen vor allem über den Bewegungsapparat das natürliche Gleichgewicht des Körpers wiederherzustellen. Indem sie die Wirbelsäule, die Muskeln, Bindegewebe, Organe und Gelenke durch manipulative Techniken korrigieren, helfen sie dem Körper, seine Ungleichgewichte in den Körperfunktionen auszugleichen und schaffen somit die Voraussetzung dafür, Krankheiten abzuwehren und Verletzungen zu heilen – und sorgen so für optimales Wohlbefinden.

Chiropraktik

Chiropraktik (oder Chirotherapie) ist bei uns als Wirbelsäulentherapie bekannt. Im Zentrum ihrer Behandlungen stehen Funktionsstörungen an der Wirbelsäule, die sogenannten Blockaden, die nicht nur als Ursache von muskulären oder Skelettproblemen, sondern auch von organischen Krankheiten angesehen werden. Durch direkte Manipulation der Wirbelsäule (mit Hilfe bestimmter Handgriffe) wird versucht, diese Blockaden aufzulösen und somit allgemein die Körperfunktionen zu beeinflussen.

Gerade diese ursprünglich sehr einseitige Herangehensweise hat der Chiropraktik seitens der Schulmedizin viel Kritik eingebracht. Denn ein unbestreitbarer Nachteil dieser Therapie liegt darin, daß viele Patienten oft über Jahre behandelt – eingerenkt – werden müssen. Für die meisten Patienten stellt dies allerdings das geringere von zwei Übeln dar. Denn ohne diese manipulativen Verfahren müßten sie ständige Spritzenbehandlungen über sich ergehen, sich sogar operieren lassen oder zumindest (nebenwirkungsreiche) Medikamente einnehmen. Das ist sicherlich auch der Grund dafür, warum viele Amerikaner lieber erst einen Chiropraktiker aufsuchen, bevor sie sich in die Hände eines Orthopäden begeben.

Chiropraktiker arbeiten mit manipulativen Techniken (»einrenken«)

Osteopraktik – ein ganzheitliches Therapiekonzept

Die Ursprünge der Chiropraktik gehen auf ihren Begründer Daniel David Palmer (1845-1913) zurück. Dieser entwickelte eine Behandlungsweise für die Wirbelsäule, die alleine mit Hilfe von speziellen Handgriffen durchgeführt wird (manipulative Therapie). Palmer stellte fest, daß Störungen der Wirbelsäule – heute als Blockaden bezeichnet – die Funktionen des Gehirns und der Nerven negativ beeinflussen. Und da sämtliche Körperfunktionen über Nerven gesteuert werden, glaubte er, durch seine Therapie neben Muskel- und Skelettproblemen auch Organerkrankungen behandeln zu können.

Die Chiropraktik hat sich in den USA sehr gut behauptet. Mittlerweile hat sich das Lager der Chiropraktiker allerdings in zwei große Gruppen geteilt. Während die »Straights« dem ursprünglichen Konzept Palmers anhängen, integrieren die »Mixer« auch Physio- und Elektrotherapie und unterstützen ihre Behandlungen durch Diätmaßnahmen und Vitamintherapie (Orthomolekulare Therapie).

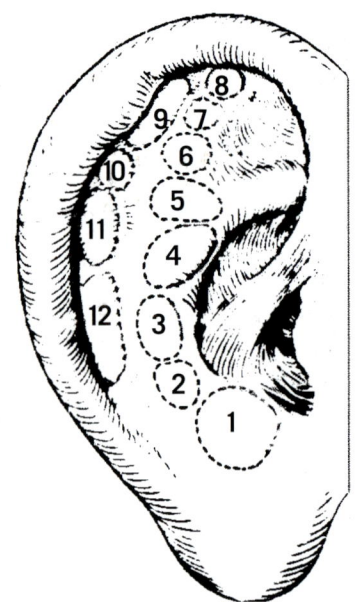

Das Ohr und seine Akupunkturbereiche:
1: Kopf
2: Nacken
3: Oberer Rücken
4: Unterer Rücken
5: Hüfte und Gesäß
6: Oberschenkel und Knie
7: Unterschenkel und Sprunggelenke
8: Fuß und Zehen
9: Hand und Finger
10: Handgelenk
11: Unterarm und Ellenbogen
12: Oberarm und Schulter

Akupunktur

Akupunktur ist eine uralte Therapiemethode der chinesischen Medizin, die in der westlichen Heillehre vor allem bei Schmerzzuständen eingesetzt wird. Ein grundlegender Baustein der Akupunktur ist das Wissen um die Energieleitbahnen im Körper, den Meridianen. Ist der freie Fluß der Energie in den Meridianen unterbrochen, spricht man von Energieblockaden. Diese Blockaden führen zu Ungleichgewichten im Organismus, die zum Teil schmerzhafte Störungen verursachen. Bei einer Akupunkturbehandlung werden ausgewählte Punkte auf der Körperoberfläche, die mit dem Meridiansystem übereinstimmen, mit dünnen Nadeln gestochen und damit stimuliert.

Wie Anfang der achtziger Jahre in wissenschaftlichen Untersuchungen nachgewiesen werden konnte, beruhen die Heilerfolge bei der Akupunktur auf einer Erhöhung der Endorphin-Ausschüttung. Diese körpereigenen Hormone blockieren die Übertragung von Schmerzreizen und rufen deshalb eine leicht opiatartige (= schmerzunterdrückende) Wirkung im Körper hervor.

Ich kombiniere meine Behandlungen fast immer mit der in den fünfziger Jahren von P. Nogier, einem französischen Neurologen, entwickelten Form der Ohrakupunktur. Danach kann jeder Teil des Körpers einem bestimmten Bereich im Ohr zugeordnet und somit angeregt werden. In der schematischen Skizze auf der linken Seite sehen Sie die Bereiche eingezeichnet, in denen sich Akupunkturpunkte des Körpers befinden. Eine Stimulation dieser Punkte durch Akupunkturnadeln führt zu einer Beruhigung von Triggern und einer Entspannung der verspannten Muskeln.

Einige Worte vorweg

Sie lernen in diesem Buch ein leicht durchführbares Selbsthilfeprogramm für verschiedene Schmerzbereiche kennen, das aber keinesfalls die Diagnose und Behandlung durch einen Arzt oder ausgebildeten Therapeuten ersetzt. Bevor Sie die Übungen anwenden, sollten Sie außerdem unbedingt mit Ihrem Arzt alle medizinischen Fragen klären. Setzen Sie auch nicht eigenmächtig verordnete Medikamente ab. Bestimmte Medikamente (zum Beispiel Betablocker für die Migränebehandlung) müssen schrittweise und unter ärztlicher Aufsicht reduziert werden, um nicht gefährliche Nebenwirkungen hervorzurufen.

Bitte beachten Sie: Klären Sie im Vorfeld mit einem Arzt alle medizinischen Fragen

Und noch ein persönliches Anliegen: Die Anwendung der Osteopraktik ist keine Entscheidung gegen die schulmedizinischen Methoden, sondern unterstützt fachärztliche Maßnahmen. Sie werden durch dieses Buch natürlich nicht zu einem Therapeuten ausgebildet. Doch sicherlich werden Sie lernen, Ihren Körper und Ihre gesundheitlichen Probleme mit anderen Augen zu sehen und sich selbst besser zu helfen. Vielleicht können Sie auch Ihren Arzt oder Therapeuten dazu anregen, Ihr Problem aus der Sicht der Osteopraktik zu beleuchten.

Kapitel 2

Therapien in der Osteopraktik

Trigger-Manipulation

Die Trigger-Manipulation ist ein einfaches Therapieverfahren, mit dem Sie sich selbst wirkungsvoll und ohne große anatomische Vorkenntnisse behandeln können. Zwar könnten auch Krankengymnasten oder Masseure eine Trigger-Manipulation ohne weiteres in ihre Behandlungsmethoden integrieren, sie benötigen dafür allerdings eine Verordnung des Arztes. Und leider gibt es bisher noch zu wenig Ärzte und Therapeuten, die mit dieser unkomplizierten, aber effektiven Methode vertraut sind. Ein Ziel dieses Buches ist es, diesen Mangel ausgleichen zu helfen, und wie mir viele meiner Patienten bewiesen haben, eignet sich gerade die Trigger-Manipulation für eine Selbstbehandlung.

Ziel ist es, schmerzhafte **Trigger-Punkte aufzulösen**

Das Behandlungsprinzip

Die Technik der Trigger-Manipulation ist so einleuchtend, daß Sie sie intuitiv anwenden: Wenn Ihnen der Nacken schmerzt, fassen Sie unwillkürlich an die verspannte Stelle und massieren diese mit Ihren Fingern. Verstärken Sie nun den Massagedruck auf die harten Muskelabschnitte in speziellen Dehnstellungen, haben Sie die Trigger-Manipulation.

Das Prinzip der Trigger-Manipulation geht auf die über 4000 Jahre alte chinesische Massagetechnik *Tuina* zurück. Diese Behandlung ist vergleichbar mit einer intensiven Akupressur: Schmerzhafte Stellen werden entlang den Energieleitbahnen, den Meridianen, kräftig massiert. Die Auswahl der Massagepunkte richtet sich dabei streng nach der traditionellen chinesischen Medizin und erfordert gute Kenntinsse des Meridian-

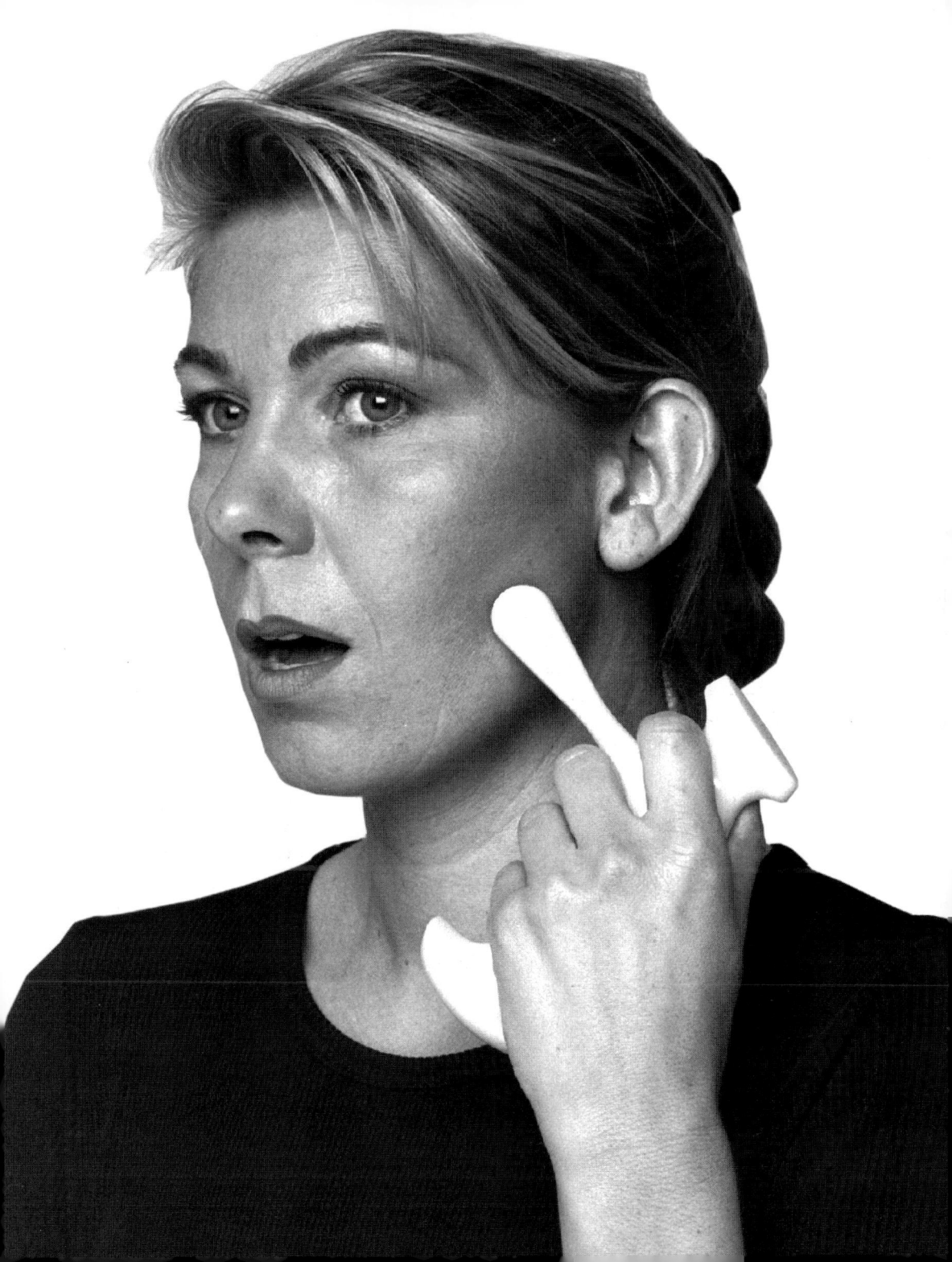

systems, das wie ein kompliziertes Straßennetz einer Großstadt unseren Körper durchzieht. In den westlichen Ländern ist Tuina deswegen kaum verbreitet und wird auch wegen der Behandlungsschmerzen ungern angewandt.

In meiner Praxis kombiniere ich Tuina-Massageanwendungen mit speziellen Trigger-Punktbehandlungen, die nach ihrem Begründer Dr. Travell benannt und vor allem in den USA weit verbreitet sind. Dabei werden Muskeln mit Stretch (Dehnung), Spray (Besprühen mit einem Kühlmittel) und Einspritzen von Lokalanaesthetika direkt in die Trigger-Punkte behandelt. Durch die Travell'schen Trigger-Punktbehandlungen stellen sich oft rasche Therapieerfolge ein, allerdings reagieren nicht alle Patienten auf diese punktuelle Muskelbehandlung gleich gut.

Die Trigger-Manipulation macht sich die Grundsätze dieser beiden Behandlungen, also Tuina und Travell'sche Technik, zunutze. Daneben ist sie einfacher anzuwenden als die Tuina-Technik oder die Trigger-Behandlung nach Travell und – wie mir die Behandlungserfolge beweisen – zuverlässiger wirksam. Der wohl größte Vorteil der Trigger-Manipulation liegt aber darin, daß sich Patienten mit einiger Übung auch selbst behandeln können. Bevor Sie zum Anleitungsteil übergehen, sollten Sie sich jedoch zuerst mit einigen theoretischen Grundlagen vertraut machen, die eng mit dem Thema Trigger verbunden sind.

Trigger sind Muskelfaserverdickungen

Ein Muskel setzt sich aus vielen Muskelfasern, die eine Länge von zwei bis zwölf Zentimeter haben können, zusammen. In kurzen Muskeln, beispielsweise dem Kaumuskel, erstrecken sich die Fasern über die gesamte Länge des Muskels, in längeren Muskeln hingegen, wie etwa dem großen Rückenmuskel Trapezius, nur über kurze Abschnitte. Abbildung links zeigt einen Querschnitt durch gesunde Muskelfasern.

Gesundes Muskelfaserbündel

Wenn sich nun einige Muskelfasern verdicken, hat das Auswirkungen auf den gesamten Muskel: Er verkürzt sich und fühlt sich verspannt an. Dieser Effekt ist vergleichbar mit einem Seil, das locker zwischen zwei Pfosten befestigt ist. Wenn nun das Seil durch einen Knoten verkürzt wird, sitzt es strammer und zieht kräftig an den Pfosten.

Auch wenn Muskelverdickungen keine tatsächlichen Knoten darstellen, so ist doch die Wirkung auf die Knochen, an denen der Muskel befestigt ist, die gleiche. Die Knochen sind die Pfosten in unserem Beispiel, an denen die Muskeln – das Seil – ziehen. Ist die Muskelverkürzung sehr stark, geben die Knochen mit der Zeit dem Zug nach. Diese Fehlstellung von Knochen kann man sehr oft im Wirbelsäulenbereich beobachten. Verspannte und somit verkürzte Rückenmuskeln ziehen einzelne Wirbel aus ihrer normalen Position. Zu den Verspannungsschmerzen gesellen sich nun noch Beschwerden, die von einer Fehlstellung der Wirbelsäule herrühren. Rückenschmerzen und ein Bandscheibenvorfall sind also nur die Folge einer Muskelverspannung (mehr zu diesem Thema erfahren Sie auf S. 82).

Diese Verdickungen der Muskelfasern nenne ich *Trigger* oder *Auslöser*. Trigger treten in Form von harten, druckempfindlichen Knoten, Platten oder Bändern auf. Werden sie gereizt, verspüren wir einen Schmerz, der je nach Art des Triggers auf weitere Körperbereiche ausstrahlt. Ein beeindruckendes Beispiel ist ein Trigger-Punkt im Gesäß, der auf mechanischen Druck wie ein Klingelknopf reagiert und Schmerzen vom Gesäß bis in den Fuß hinein auslöst (siehe Abb. rechts oben). Abbildung rechts mitte zeigt Verdickungen von Muskelfasern.

Trigger (1) entstehen durch Verdickungen von Muskelfasern (2)

Die Entstehung von Triggern

Muskelfaserverdickungen (also unsere Trigger-Punkte) sind mitunter die Folge von Verletzungen, Knochenbrüchen, Operationen, Muskelentzündungen und Spritzenbehandlungen. Daneben nimmt man an, daß auch Magen-Darm- oder Blasenentzündungen Trigger hervorbringen und dadurch Muskeln verkürzen. Sieht man von verletzungsbedingten Triggern ab, sind die Gründe für das Entstehen von Triggern jedoch noch unerforscht. Da man selbst bei Neugeborenen verdickte Muskelfasern feststellen kann, vermute ich, daß bei der Trigger-Entstehung auch die erbliche Veranlagung eine Rolle spielt, weil häufig auch Eltern oder Geschwister meiner Patienten ähnliche Probleme haben. Diese Theorie wird mittlerweile durch wissenschaftliche Untersuchungen unterstützt.

Doch auch die Zivilisationskrankheit Streß kann Trigger aktivieren und körperliche Schmerzen verursachen. Besonders anfällig dafür sind arbeitsüberlastete oder mit seelischen Konflikten behaftete Menschen. Bei der Behandlung von Schmerzpatienten stelle ich immer wieder eine wechselseitige Verbindung zwischen Körper und Geist fest: kaum werden die Trigger behandelt, verbessert sich auch die psychische Verfassung, Streßsituationen können leichter bewältigt werden, die seelischen Probleme werden als weniger belastend empfunden, und Depressionen sind wie weggeblasen.

Körper und Geist sind nicht zu trennen, sondern bedingen einander – diese wechselseitige Verbindung gilt besonders für die Trigger-Manipulation

Gereizte Trigger – dem Schmerzverursacher auf der Spur

Die Ursache für Schmerzen sind also Muskelfaserverdickungen, die in der Osteopraktik als Trigger bezeichnet werden. Doch nicht das bloße Vorhandensein ist schmerzhaft, die Trigger müssen erst durch einen Reiz aktiviert werden, um Schmerzsymptome hervorzurufen. Zu den typischen Auslösern zählen feuchtes kaltes Wetter, Virusinfekte, Schnupfen oder andere Krankheiten. Doch auch eine plötzliche Überanspruchung von untrainierten Muskeln oder eine berufsbedingte ungünstige oder einseitige Körperhaltung können Trigger aktivieren und zu schmerzhaften Muskel- und Gelenkbeschwerden führen. Auch in Streßsituationen werden bei vielen Menschen im Stillen verborgene Trigger gereizt. Die Diagnose lautet dann oft »nur psychisch«, doch leider helfen die gutgemeinten psychologischen Behandlungen selten. Erst nach Beseitigung der Trigger sind die meisten »Streß«-Patienten wieder schmerzfrei. Solange Trigger keine Schmerzen verursachen, bezeichne ich sie als »stumme Trigger«: Die Muskeln sind verspannt, aber es tut nicht weh. Erst durch einen Reiz oder Druck auf diese verspannten Stellen werden Schmerzen ausgelöst. Allerdings kann

man nicht vorhersagen, ob und wann jemand Schmerzen verspüren wird und wie stark diese sein werden. Es ist durchaus
möglich, stumme Trigger zu haben und nie unter Schmerzen
oder Bewegungseinschränkungen zu leiden.

Wirkungsweise – schmerzfrei durch Trigger-Beseitigung

Bei der Trigger-Manipulation werden Muskelfaserverdickungen (Trigger), die Sie als harte Stellen im Muskelgewebe (Knoten, Stränge) wahrnehmen, durch Punktmassage, Streichbewegungen und Dehnung direkt beeinflußt (manipuliert).
Bereits nach einigen Minuten fühlen sich diese Stellen deutlich weicher und kleiner an. Doch Vorsicht: Am Anfang einer
Behandlung werden die Trigger nur beruhigt, und es braucht
nur einen kleinen Anlaß, um die Trigger wieder zu aktivieren
und dadurch wieder Schmerzen auszulösen. Erst wenn die
Verdickungen in den Muskeln ganz beseitigt sind, ist die Gefahr eines Rückfalls gebannt. Eine Trigger-Therapie sollte man
daher solange fortführen, bis keine harten Stellen mehr ertastet werden können.

Behandlungstechniken:
- **Punktmassage**
- **Streichbewegungen**
- **Dehnübungen**

Bewährte Hilfsmittel in der Osteopraktik

In der medizinischen Praxis
haben sich zwei Arbeits-
geräte bewährt, die sich
auch für eine Trigger-Selbst-
behandlung zu Hause sehr
gut eignen. Mit dem Therapiegriff (siehe Abb. rechts)
können auch
tiefer gelegene Trigger erreicht werden. Der ergo-
nomisch geformte Griff
erlaubt es, einen starken
Druck auf die Trigger aus-
zuüben und trotzdem er-
müdungsfrei zu arbeiten.

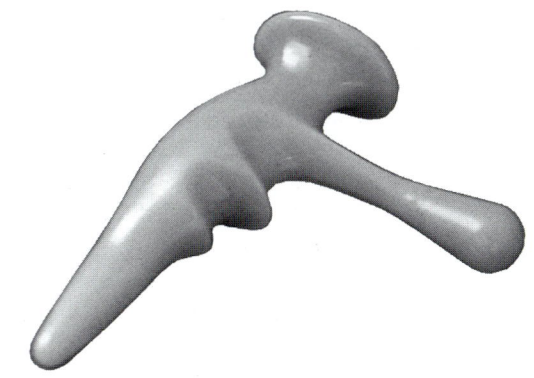

**Ergonomisch
geformter Therapiegriff**

Therapiestange

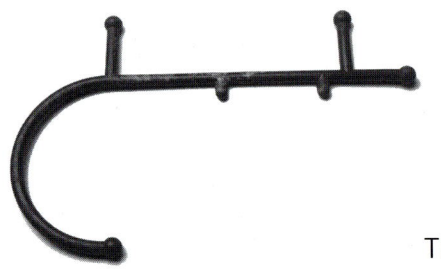

Um auch Trigger am Rücken selbst behandeln zu können, eignet sich die Therapiestange (siehe Abb. links). Bei der Arbeit mit dem Therapiegriff oder der Therapiestange benutze ich ein spezielles Therapiegel, das als Gleitmittel auf die Haut aufgetragen wird. Dieses Gel hat gegenüber Massageöl den Vorteil, daß die Behandlungsköpfe zwar gut über die Haut gleiten, aber nicht wegrutschen können. Die Bezugsquellen dieser unentbehrlichen Hilfsmittel finden Sie im Anhang (siehe S. 111).

So geht die Trigger-Behandlung

Tip:
Versuchen Sie, eine »Furche« durch die Trigger zu ziehen. Die größte Kraft erreichen Sie, wenn Sie den Therapiegriff steil führen. Je mehr Sie den Griff neigen, um so geringer wird der Druck.

Bei der Trigger-Behandlung empfiehlt es sich, den Therapiegriff so zu halten, daß der stabförmige Fortsatz, die Therapiekugel, zwischen Zeige- und Mittelfinger liegt. Bewegen Sie den Griff längs, quer, kreisförmig und im Zickzack-Kurs – bei der Trigger-Manipulation ist jede Richtung erlaubt. Nach kurzem Ausprobieren spüren Sie selbst, welche die wirkungsvollste ist.

Der Behandlungsdruck sollte so stark sein, daß Sie die Trigger deutlich spüren können. Das ist in der Regel anfangs sehr schmerzhaft, ist für den Behandlungserfolg aber wichtig. Denn auch wenn sanftes oder oberflächliches Darüberstreichen zwar während der Behandlung angenehmer ist, so erreichen Sie dadurch nicht das gewünschte Ziel, die Trigger aufzulösen. Um auch tiefersitzende Trigger zu erreichen, sollten Sie den Behandlungsdruck ständig steigern. Arbeiten Sie an diesen Stellen mit dem spitzen Fortsatz des Therapiegriffs.

Doch Sie müssen sich nicht unendlich geißeln. Legen Sie immer wieder kurze Pausen ein, und erholen Sie sich. Denn sobald der Druck nachläßt, ist auch kein Schmerz mehr zu spüren. Und noch eine gute Nachricht: Je länger Sie sich behandeln, desto weicher werden die Trigger, wodurch auch die Behandlungsschmerzen nachlassen.

Behandlungsdauer

Allgemein richtet sich die notwendige Behandlungszeit nach der Größe der Schmerzbereiche und nach der Druckstärke. Ein Durchgang für den Nacken-, Schulter- und oberen Rückenbereich beansprucht etwa 20 Minuten, ebenso lange werden der untere Rückenbereich und beide Gesäßhälften bearbeitet. Behandeln Sie sich so lange, bis sich die Haut rötet, etwas anschwillt und der Behandlungsschmerz deutlich nachläßt. Nach längstens 20 bis 30 Minuten intensiver Trigger-Manipulation sollten Sie die Massage jedoch beenden. Bei großflächigen Schmerzgebieten ist es deshalb ratsam, die Behandlung auf mehrere Tage zu verteilen. Bearbeiten Sie einen Bereich nicht häufiger als einmal pro Woche, und wählen Sie Tage, an denen Sie genügend Zeit und die erforderliche Ruhe haben (beispielsweise das Wochenende).

Übertreiben Sie nicht: besser regelmäßig und gründlich

Reaktionen: blaue Flecken – unschön, aber ungefährlich

An einigen Körperstellen wie Oberschenkel, Gesäß, Hüften und Brustbereich bilden sich kurz nach der Behandlung blaue Flecken. Dies sind oberflächliche Blutergüsse, die sich durch den kräftigen Massagedruck unter der Haut bilden. Das kann erschreckend aussehen, ist jedoch völlig ungefährlich. Schon nach einer Woche können Sie wieder ohne Bedenken an diesen Bereichen arbeiten, nach zwei bis drei Wochen sind die Blutergüsse nicht mehr zu sehen. Daneben gilt das gleiche wie bei den Behandlungsschmerzen: Je öfter Sie ein Schmerzgebiet behandeln, desto weniger anfällig sind Sie für eine Fleckenbildung.

Beachten Sie unbedingt!

Wenn Sie blutverdünnende Mittel wie Markumar oder Heparin einnehmen, ist die Trigger-Manipulation keine geeignete Therapie, ja kann sogar gefährliche Nebenwirkungen hervorrufen. Durch die kräftige Behandlung (z.B. der Waden) können tiefe innere Blutungen entstehen, die auf Gewebe und Nerven drücken und diese zerstören.

Irritationsschmerz

An den behandelten Stellen verspüren Sie etwa drei Tage lang einen Berührungsschmerz, der unter Umständen sogar Ihre eigentlichen Schmerzen überlagert. Dieser Irritationsschmerz ist völlig normal und eine Reaktion auf die intensive Beanspruchung der Haut und des Muskels. In manchen Fällen verstärken sich in den ersten Tagen nach der Behandlung auch die Muskelschmerzen.

Häufigkeit der Behandlungen

Meist genügen sechs bis zehn Trigger-Behandlungen bei Muskelverspannungen

In der Regel lindern sich die meisten verspannungsbedingten Beschwerden nach drei bis sechs Behandlungsdurchgängen. Die Anzahl der benötigten Behandlungen richtet sich jedoch danach, wie lange die Probleme bereits bestehen. Bei vielen chronischen Beschwerden liegen die Anfänge oft schon Jahre und Jahrzehnte zurück. Wenn Sie davon ausgehen, daß manche Trigger schon von Geburt an im stillen schlummern, ist es verständlich, daß sich viele Schmerzprobleme nicht von heute auf morgen lösen lassen. Seien Sie also nicht zu ungeduldig – auch die Trigger-Manipulation ist kein Wundermittel.

In meiner Praxis behandle ich Patienten, die bereits seit Jahren an den gleichen Schmerzsymptomen leiden, etwa sechs- bis zehnmal. Bei akuten Schmerzen, wie sie etwa nach einem Sportunfall oder einem Schleudertrauma auftreten, genügt dagegen oft ein einziger Durchgang.

Behandlungsfehler

- Der häufigste Fehler bei einer Selbstbehandlung besteht darin, daß nicht mit dem nötigen Druck gearbeitet wird. Zugegeben, es kostet einige Überwindung, sich selbst Schmerzen zuzufügen. Allerdings werden Sie selbst erfahren, wie sehr sich Ihre Probleme durch die Trigger-Therapie verbessern.
- Daneben ist oft zu beobachten, daß ein zu kleiner Bereich behandelt wird. Dadurch werden Trigger in den Randzonen nicht erreicht, weshalb die Schmerzen bald wieder auftreten. Untersuchen Sie die verspannten Muskeln deshalb in

allen Richtungen. Sicherlich werden Sie überrascht sein, wie groß die Flächen sind, die in die Behandlung mit einbezogen werden müssen.

- Wenn nach einer anfänglich erfolgreichen Behandlungsfolge wieder Schmerzen auftreten, resignieren viele Patienten. Bedenken Sie, daß dies eine Folge davon sein kann, daß Sie nicht alle Trigger erreicht haben. Ein weiterer Grund dafür kann aber auch darin liegen, daß inaktive Trigger einer anderen Region gereizt sind. Überlegen Sie deshalb, ob diese neuen Schmerzbereiche nicht bereits früher Probleme bereitet haben. Behandeln Sie in diesen Fällen die neuen Schmerzzonen, bis sich auch diese Trigger wieder beruhigt haben.

- Falls sich die Schmerzen vorübergehend verstärken, kann dies ein Hinweis darauf sein, daß Sie Ihre Trigger zu stark oder zu häufig bearbeitet und dadurch wortwörtlich überreizt haben. Setzen Sie in diesem Fall die Trigger-Manipulation für mindestens eine Woche aus, und gehen Sie bei der nächsten Behandlung etwas behutsamer vor. Obwohl viele Patienten befürchten, durch zu kräftigen Druck auf die Muskeln Verletzungen zu verursachen, habe ich dies in der Praxis noch nicht erlebt.

Häufigster Fehler ist zu geringer Behandlungsdruck

- Weit häufiger sieht man dagegen, daß sich Patienten beim ersten Zeichen einer Besserung körperlich überlasten. Sie graben den Garten um, schleppen Getränkekisten, fahren stundenlang im Auto, heben schwere Koffer und beginnen ein Krafttraining. Sie tun alles, was sie wegen ihrer Schmerzen schon lange nicht mehr machen konnten. Das ist verständlich, wenn auch sehr unvorsichtig – die meisten bezahlen diese voreiligen Aktivitäten mit einem Rückfall. Zum Glück gehen die Schmerzen auch wieder schnell weg, aber es war eine Warnung. Sie sollten Ihre körperlichen Aktivitäten nach einer Trigger-Therapie unbedingt allmählich steigern und nicht gleich Ihre hundertprozentige Belastungsfähigkeit unter Beweis stellen.

Cranio-Sacral-Therapie

Die Cranio-Sacral-Therapie (vom lateinischen *cranio = Schädel* und *sacral = zum Kreuzbein gehörend*) wurde in den dreißiger Jahren in den USA von dem Osteopathen J.D. Sutherland entwickelt.

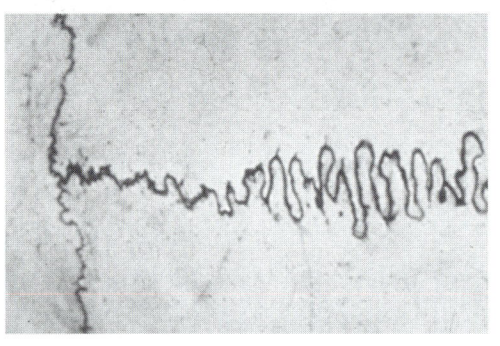

Er fand heraus, daß die Schädelnähte nicht, wie bislang angenommen wurde, in der Wachstumsphase vollständig miteinander verwachsen und damit unbeweglich werden, sondern daß zwischen den Schädelknochen eine kleine Lücke erhalten bleibt, die auch bei einem erwachsenen Menschen eine geringe Beweglichkeit der Schädelknochen gewährleistet. Um seine theoretische Schlußfolgerung, daß manche gesundheitlichen Probleme von einer Bewegungseinschränkung der Schädelknochen ausgelöst werden, zu untermauern, blockierte Sutherland in mehreren Selbstversuchen mit einem Spezialhelm die Bewegungen einzelner Schädelknochen. Dadurch gelang es ihm zwar, verschiedene Krankheitssymptome auszulösen, allerdings fehlten ihm noch die

Zacken einer Schädelnaht

technischen Möglichkeiten, seine Erkenntnisse auch zu beweisen. Er veröffentlichte mehrere Arbeiten über dieses Thema, aber nur wenige Osteopathen wandten die Cranio-Sacral-Therapie, die über Jahrzehnte wie eine Geheimwissenschaft behandelt wurde, an.

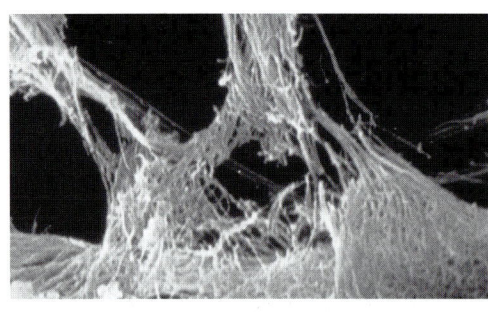

Mit modernen wissenschaftlichen Methoden ist es heute jedoch möglich, diesen Spalt zwischen den Schädelknochen auch zu sehen. Betrachtet man die gezackten Schädelnähte zwischen den Schädelknochen, wie sie in der Abbildung oben zu sehen sind, unter dem Elektronenmikroskop, erkennt man ein Bindegewebe, das den Spalt ausfüllt und die Zacken miteinander verbindet (siehe Abb. unten).

Feinste Bindegewebsfasern verbinden die Schädelnähte

Der Cranio-Sacral-Rhythmus – wie sich die Schädelknochen bewegen

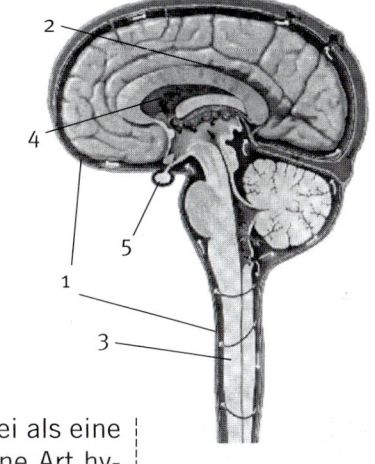

Erst dem amerikanischen Arzt Dr. John Upledger gelang es in den letzten 20 Jahren, die Cranio-Sacral-Therapie durch wissenschaftliche Untersuchungen zu entmystifizieren und sie dadurch einem breiteren Publikum bekanntzumachen. Folgt man seinen Arbeitshypothesen, manifestiert sich Gesundheit auch durch eine freie Beweglichkeit der Schädelknochen. Dementsprechend ist jede Bewegungseinschränkung ein Zeichen einer Störung oder kann zu einer Erkrankung führen.

Die Schädelknochen und das Kreuzbein werden dabei als eine funktionelle Bewegungseinheit gesehen, die über eine Art hydraulisches System miteinander verbunden sind und sich zeitgleich bewegen. Dieses hydraulische System, das von Upledger als Cranio-Sacral-System bezeichnet wurde, besteht bei einem Erwachsenen aus etwa 150 ml Hirnflüssigkeit, dem Liquor, und einer Hülle, der Dura. Diese Dura umhüllt das Gehirn und das Rückenmark und hält die Hirnflüssigkeit wie in einem Beutel zusammen (siehe Abb. oben).

Die Dura (1) umhüllt Gehirn (2) und Rückenmark (3). Die Hirnflüssigkeit wird in den Hirnkammern (4) hergestellt. 5: Hirnanhangdrüse (Hypophyse)

Mittlerweile weiß man, daß in den Hirnkammern an einem einzigen Tag bis zu einem halben Liter Hirnflüssigkeit gebildet wird, die wieder abfließt und in den Blutkreislauf zurückgenommen wird. Doch Upledgers Überlegungen gehen noch einen Schritt weiter. Er glaubt, daß zehnmal in der Minute eine kleine Menge Hirnflüssigkeit produziert und stoßartig freigesetzt wird. Dieser Prozeß löst eine Druckwelle aus, die sich vom Gehirn ausgehend über das Rückenmark herum bis zum Kreuzbein hin fortsetzt. Diese Druckwelle wiederum zwingt die Schädelknochen und das Kreuzbein zu einer winzigen Bewegung, wie sie unten für den Schädel dargestellt ist.

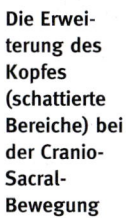

Die Erweiterung des Kopfes (schattierte Bereiche) bei der Cranio-Sacral-Bewegung

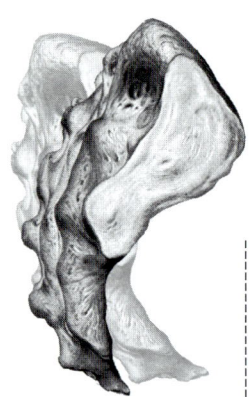

Die schattierten Konturen kennzeichnen die Stellen, an denen sich die Schädelknochen bewegen – der Schädeldurchmesser wird größer. Links erkennen Sie, wie sich dieser Bewegungsimpuls, der durch die Freisetzung an Hirnflüssigkeit ausgelöst wird, bis zum Kreuzbein fortsetzt. Dabei bewegt sich die untere Spitze des Kreuzbeines um einen Neutralpunkt zuerst nach vorne und dann nach hinten. Diese Bewegungen, die regelmäßig stattfinden, bezeichnet Upledger als den Cranio-Sacral-Rhythmus.

Drehung des Kreuzbeines bei der Cranio-Sacral-Bewegung

Eingeschränkte Beweglichkeit der Schädelknochen – Auslöser für Schmerzen und Krankheiten

Wie bereits vom Pionier auf diesem Gebiet, J.D. Sutherland, experimentell herausgefunden wurde, kann eine Bewegungseinschränkung im Cranio-Sacral-System zu verschiedenen gesundheitlichen Problemen führen. Doch wie kommt es zu derartigen Störungen? Eine Ursache dafür kann wiederum im muskulären System gefunden werden. Sind beispielsweise die Muskeln, die an den Schädelknochen und am Kreuzbein befestigt sind, verspannt, wird der regelmäßige Rhythmus behindert. Diese Beeinträchtigung überträgt sich auf die Dura, also die Hülle, die die Gehirnflüssigkeit einschließt und selbst an mehreren Stellen mit dem Kreuzbein und den Schädelknochen verwachsen ist. Eine Störung des Cranio-Sacral-Systems könnte also der Auslöser für Schmerzen und Krankheitssymptome sein, für die bislang keine befriedigende schulmedizinische Erklärung gefunden werden konnte.

Inzwischen wird diese These auch durch einige wissenschaftliche Untersuchungen unterstützt. Man stellte fest, daß die Funktion der Hirnanhangdrüse (Hypophyse), (S. 27, Abb. oben, Nr. 5) die über die Ausschüttung von Hormonen viele Körperfunktionen steuert, durch den Cranio-Sacral-Rhythmus maßgeblich beeinflußt und somit auch gestört wird. In meiner eigenen Praxis konnte ich in diesem Zusammenhang bereits einige Male beobachten, daß durch die Cranio-Sacral-Therapie Schilddrüsen- und Hormonstörungen normalisiert werden können. Leider wissen wir augenblicklich noch zu wenig über die

Bewegungen der Schädelknochen und ihre Bedeutung für unsere Gesundheit, doch dürfen wir hoffen, daß medizinische Forschungen, die zur Zeit in diese Richtung durchgeführt werden, uns bald mehr Aufschluß geben werden.

In meiner Praxis setze ich die Cranio-Sacral-Therapie häufig für das Aufspüren von Triggern ein. Stelle ich eine Bewegungseinschränkung des Kreuzbeins und der Schädelknochen fest, suche ich in den angrenzenden Muskeln nach Triggern und löse diese mit der Trigger-Manipulation (siehe S. 16).

Die Ursachen der Bewegungseinschränkung

Häufigste Ursache, die zu einer Bewegungseinschränkung der Schädelknochen führt, sind Muskelverspannungen durch Trigger. Auch Unfälle, besonders Gehirnerschütterungen, führen oft dazu, daß die Knochennähte verkanten und dadurch langfristig den Cranio-Sacral-Rhythmus behindern. Bei derartigen verletzungsbedingten Störungen genügen meist zwei oder drei Behandlungen.

Eine Störung im Cranio-Sacral-System kann aber auch durch eine Fehlfunktion der Dura selbst bedingt sein. Ein typisches Beispiel dafür ist ein Bandscheibenvorfall. Dabei drückt eine Bandscheibe auf die Nervenwurzel, die von der Dura umhüllt ist. Die Folge ist eine Schwellung aller umliegenden Gewebestrukturen einschließlich der Dura. (Abbildung rechts zeigt schematisiert, wie die Dura das Rückenmark und den Bereich der Nervenmuskeln umhüllt.)

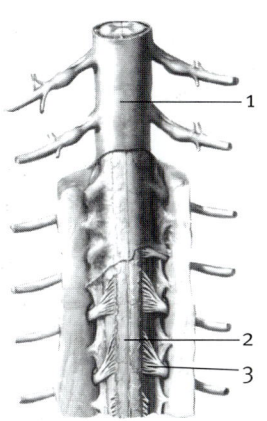

Die Dura (1) umhüllt das Rückenmark (2) und die Nervenwurzeln (3)

Wird mit der Cranio-Sacral-Therapie die freie Bewegung der Dura wieder hergestellt, lindern sich auch die starken Wurzelreizschmerzen (Wurzelreizsyndrom). Es ist verblüffend, daß manche Patienten bereits nach wenigen Behandlungen schmerzfrei sind, obwohl der Bandscheibenvorfall fortbesteht. Doch auch Rückenmarkspunktionen (zum Beispiel Lumbalpunktionen), Bandscheibenoperationen und Kontrastmitteluntersuchungen des Rückenmarkes (Myelographien) können die Dura verletzen und Entzündungsreaktionen auslösen, die zu Verklebungen der Dura und damit zu einer Bewegungseinschränkung von Kreuzbein und Schädelknochen führen. Die

Folge sind oft schwere Rückenschmerzen und Migräneattacken. Gerade in Fällen von starken Kopfschmerzen erweist sich die Cranio-Sacral-Therapie als ein vorzügliches Diagnoseinstrument, mit dem Störungen der Muskeln und Knochen von Störungen der Dura unterschieden werden können.

So geht die Behandlung
Eine Cranio-Sacral-Behandlung ist absolut ungefährlich. Die hier vorgestellte Methode nach Upledger eignet sich für Säuglinge, Kinder und Erwachsene gleichfalls und ist so sanft, daß sie selbst bei Schwerkranken eingesetzt werden kann. Für die Durchführung brauchen Sie einen Partner; es ist außerdem empfehlenswert, sie mit der Myofaszial-Therapie (siehe S. 36) zu kombinieren.

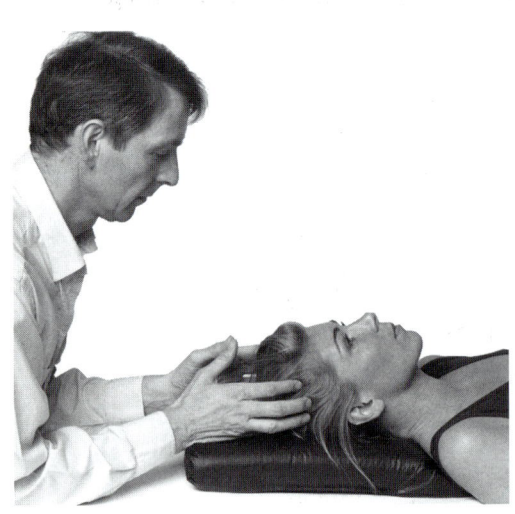

Die Cranio-Sacral-Therapie konzentriert sich auf acht Schädelknochen, von denen hier ein sehr wichtiger – das Scheitelbein – vorgestellt wird:

▷ Setzen Sie Ihre Finger etwa drei Zentimeter oberhalb der Ohren an. In diesem Bereich befinden sich die Scheitelbeine, die Sie mit Ihren Fingern ganz sanft berühren. Die genaue Lage des Scheitelbeins sehen Sie auf der rechten Seite oben.

Cranio-Sacral-Behandlung für das Scheitelbein

⟫ Halten Sie Ihre Hände fünf bis zehn Minuten in dieser Position, die Arme können Sie dabei natürlich abstützen. Mit etwas Übung bemerken Sie etwa alle sechs Sekunden ein Ausdehnen und Zusammenziehen des Schädels – Sie spüren den Cranio-Sacral-Rhythmus. Für den Behandlungserfolg ist es jedoch nicht wichtig, ob Sie das Weiten oder Verengen des Schädels wahrnehmen.

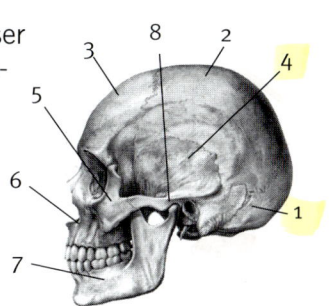

Die Lage der Schädelknochen und des Kiefergelenks
1: Hinterhaupt
2: Scheitelbein
3: Stirnbein
4: Schläfenbein
5: Jochbein
6: Oberkiefer
7: Unterkiefer
8: Kiefergelenk

Fallbeispiele aus dem Praxisalltag

Die folgenden Fallbeispiele aus meiner Praxis zeigen, in welchen außerordentlichen Fällen durch die Anwendung der Cranio-Sacral-Therapie in Krankheitsverläufe, die auf keine schulmedizinischen Maßnahmen angesprochen haben, plötzlich Bewegung kam. Die Patientengeschichten mögen einigen von Ihnen wie ein Wunder erscheinen und rücken die Therapie leicht in die Ecke von Wunderheilungen. Dort gehört sie aber nicht hin, denn diese Erfolge sind reproduzierbar und können von jedem ausgebildeten Therapeuten erreicht werden.

Plötzliche Heilerfolge bei Rückenmarkschwund

Frau C., 72 Jahre, hatte wegen Durchblutungsstörungen einen Rückenmarkschwund. Sie litt seit mehreren Jahren unter zunehmenden Gehstörungen und konnte sich nur noch mühsam am Stock fortbewegen. Trotz der Bemühungen ihrer Ärzte und jahrelanger intensiver Therapie verschlechterte sich ihr Befinden weiter. Als ich begann, sie mit Cranio-Sacral-Techniken zu behandeln, verbesserte sich ihr Gesundheitszustand deutlich, nach zehn Behandlungen konnte sie sogar auf ihren Gehstock verzichten.

Empfindungsstörungen und Lähmungserscheinungen

Frau W., 70 Jahre, konnte nach einer lebensbedrohlichen Hirnblutung ihre rechte Körperhälfte nicht mehr spüren. Nach achtmonatigem Krankenhausaufenthalt kam sie zwar mit entsprechender Unterstützung einigermaßen zurecht, da ihre rechte Seite aber taub war, hatte sie beträchtliche

Schwierigkeiten beim Gehen und bei der Benutzung ihres rechten Armes. Als ich sie ein Jahr nach den Gehirnblutungen untersuchte, sah ich, daß sie schwere Verbrennungen am rechten Unterarm hatte. Sie erzählte mir, daß ihr das am Ofengrill passiert sei, da sie wegen ihrer Empfindungsstörung keine Schmerzen spüren könne. Ich behandelte Frau W. über mehrere Monate zweimal wöchentlich. Sie konnte wieder viel besser laufen und ihren rechten Arm bewegen. Ihre Empfindungsstörungen traten seit der ersten Behandlung mit der Cranio-Sacral-Methode nicht mehr auf.

Unerklärliche Krankheitssymptome

Ein elfjähriges Mädchen litt seit über vier Monaten an Kopf-, Rücken- und Bauchschmerzen, die von starker Übelkeit begleitet wurden. Obwohl sieben Ärzte konsultiert wurden und sie für zwei Wochen in einer Kinderklinik untersucht wurde, konnten keine Ursachen für ihre Symptome festgestellt werden. Jegliche Behandlungsversuche verliefen erfolglos.

Bei ihrer Untersuchung diagnostizierte ich Bewegungseinschränkungen des Stirn- und des Schläfenknochens sowie des Keilbeines. Schon nach sechs Behandlungen nach dem Cranio-Sacral-Verfahren ging es dem Kind wieder so gut, daß es die Schule besuchen konnte. Ein Jahr später traten die gleichen Beschwerden allerdings erneut auf, nachdem das Mädchen eine Kopfprellung mit kurzzeitiger Bewußtlosigkeit erlitten hatte. Dieser Unfall führte zu einer starken Bewegungseinschränkung des Schläfen- und des Scheitelbeines, die sich bereits nach einer Behandlung wieder löste.

Cranio-Mandibular-Therapie

Die Cranio(Schädel)-Mandibular(Unterkiefer)-Therapie befaßt sich mit Problemen des Kopfes und des Kauapparates. Ihre Techniken haben ihren Ursprung in der Trigger-Manipulation (siehe S. 16) und in der Cranio-Sacral-Therapie (siehe S. 26). Die Cranio-Mandibular-Therapie wird Ihnen an dieser Stelle als gesonderte Behandlungsmethode für Störungen im Zahn- und Kiefergelenksbereich vorgestellt, da sie auch von Zahnärzten durchgeführt werden darf. Ich habe inzwischen über hundert Zahnärzte in die Grundlagen dieser Therapie eingeführt und bin erfreut, immer wieder positive Behandlungsergebnisse berichtet zu bekommen.

Verschiebung der Kiefergelenke –
Ursache mit vielen Folgen

Im Zentrum der Cranio-Mandibular-Therapie steht die Beweglichkeit der Schädelknochen, die bereits bei der Cranio-Sacral-Therapie ausgeführt wurde. Eine Problem, mit dem man in diesem Zusammenhang in Zahnarztpraxen häufig konfrontiert wird, ist eine Fehlstellung des Schläfenbeines.

Vergleichen Sie die Lage der Schädelknochen (Abb. auf S. 31), sehen Sie, daß das Schläfenbein (4) das Gelenkdach zum Kiefergelenk (8) bildet. Liegt nun eine Störung im Schläfenbeinbereich vor, beeinflußt dies auch die Stellung der Unterkiefer und führt zu einer Verschiebung der Kiefergelenksachsen. Die Folge davon sind Aufbißprobleme, die, wenn sie nicht korrigiert werden, zu Schäden an den Zähnen und am Kiefergelenk führen. Rechts sehen Sie diesen Effekt: Das linke Kiefergelenk steht tiefer als das rechte, wodurch der Abstand der Zahnreihen von Unter- und Oberkiefer auf der linken Seite größer ist als auf der rechten. Zahnärzte versuchen, oft erfolgos, diese Probleme durch das Abschleifen der Zähne oder mit einer Aufbißschiene in den Griff zu bekommen. Wenn allerdings die Fehlstellung langfristig nicht beseitigt wird, können sich die Beschwerden, die daraus entste-

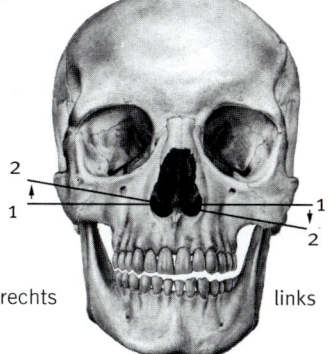

rechts   links

Die Kiefergelenksachse (1) wird auf der linken Seite nach unten und auf der rechten nach oben verschoben – die Folge ist ein Fehlbiß

hen, endlos fortsetzen. Kiefergelenk-, Zahn-, Kopf- oder Gesichtsschmerzen sind nur einige Beispiele, denn auch Nacken- oder Schulterprobleme können ihre Ursache in einer Störung des Cranio-Mandibular-Systems haben.

So geht die Behandlung

Tip:
Kombinieren Sie diese Behandlung mit der Trigger-Manipulation für die Sternocleido-, die Masseter- und Temporalis-Muskeln (S. 68–71)

Bei der Cranio-Mandibular-Therapie wird das Schläfenbein durch sanften Zug an den Ohrmuscheln mobilisiert. Da diese Technik sehr einfach durchzuführen ist, eignet sie sich sowohl für eine Selbst- als auch für eine Partnerbehandlung. Sicherlich werden Sie überrascht sein, daß sich das Schläfenbein durch diese so sanfte wie simple Manipulation beeinflussen läßt.

Die Cranio-Mandibular-Therapie umfaßt zehn Schritte, von denen ich Ihnen den Griff für die Behandlung des Schläfenbeines zeigen möchte:

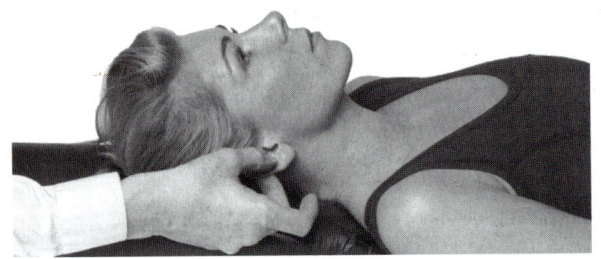

↪ Nehmen Sie die Ohrmuscheln, wie links gezeigt, zwischen Daumen und Zeigefinger, und ziehen Sie leicht und gleichmäßig beide Ohren nach hinten und außen. Der Zug sollte sehr sanft sein (etwa nur 5 Gramm!). Bleiben Sie ungefähr zwei Minuten in dieser Position, bis Sie spüren, daß die Ohrmuscheln der Zugrichtung »folgen«.

Behandlung des Schädelbeines nach der Cranio-Mandibular-Methode

Fallbeispiele aus dem Praxisalltag

Da ich eng mit Zahnärzten zusammenarbeite, kommen immer wieder Patienten mit Beschwerden im Zahn- und Kiefergelenksbereich zu mir in die Praxis, die bereits mit allen zur Verfügung stehenden zahnärztlichen und kieferorthopädischen Methoden behandelt wurden, allerdings ohne daß eine Besserung erreicht wurde. Vielen konnte ich mit der Cranio-Mandibular-Therapie helfen, wie die folgenden Krankheitsverläufe beispielhaft zeigen.

Gehirnerschütterung mit weitreichenden Folgen

Frau K., 58 Jahre, litt seit einer leichten Gehirnerschütterung vor 15 Jahren an Zuckungen der rechten Gesichtshälfte. Einige Jahre nach ihrem Unfall stellten sich zusätzlich Schmerzen im Gesicht, Kopf und Nacken ein, die von verschiedenen Fachärzten ebenso erfolglos behandelt wurden wie die Muskelzuckungen.

Als ich begann, Frau K. mit der Cranio-Mandibular-Therapie zu behandeln, ließen die Symptome bereits nach zehn Behandlungen deutlich nach, und die Gesichtszüge normalisierten sich völlig.

Vielfältige Schmerzsymptome

Frau A., 23 Jahre, litt seit zehn Monaten an Schmerzen im rechten Kiefergelenk, im Bereich der Ohren, der Wangen und Nase sowie im Nacken und an den Schultern, die nach der Diagnose des behandelnden Zahnarztes von einem Fehlbiß und einer Knochenentzündung im rechten Oberkiefer herrührten. Doch auch nachdem die Weisheitszähne, ein eitriger Zahn und die Mandeln entfernt worden waren, wendete sich das Blatt nicht.

Als Frau A. nach einer zehnmonatigen Odyssee zu verschiedenen Spezialisten zu mir in die Praxis kam, verbesserten sich ihre Schmerzen bereits nach zwei Anwendungen mit dem Cranio-Mandibular-Verfahren deutlich, nach weiteren vier Behandlungen konnte sie wieder einer schmerzfreien Zukunft entgegensehen.

Langwierige Therapie

Frau B., 30 Jahre, hatte seit 13 Jahren Schmerzen im Kiefer-, Kopf-, Nacken- und Schulterbereich. Im Laufe der Jahre suchte sie eine Unzahl von Ärzten und Therapeuten auf, doch keine Behandlung brachte eine Linderung ihrer Beschwerden. In ihrem Fall zog sich die Behandlung mit der Cranio-Mandibular-Therapie über sieben Monate hin, bis ihre Probleme – in enger Zusammenarbeit mit ihrem Zahnarzt – allmählich gelindert werden konnten.

Myofaszial-Therapie

Die Myofaszial-Therapie ist ein äußerst sanftes und entspannendes Verfahren, das die Funktion von Muskeln, Bindegewebe und Faszien beeinflußt. Als Faszien werden unelastische Bindegewebsfasern und elastische Netze bezeichnet, die Organe, Muskeln und Muskelgruppen wie eine Haut umhüllen. Sie geben dem Körper seine eigentliche Form und gewährleisten, daß Organe und Muskeln reibungslos zusammenarbeiten. Alle Faszien sind wie in einem Netzwerk miteinander verbunden. Eine Folge dieser Vernetzung ist, daß Störungen in einem Gewebsbereich, zum Beispiel Narben und Gewebsverklebungen nach Operationen oder Entzündungen, auch zu Problemen an anderen Stellen im Körper führen können.

Das feine Netzwerk der Bindegewebsfasern steht im Mittelpunkt dieser sanften Therapie, die nur etwas Fingerspitzengefühl erfordert

Ungestörte Bewegungen und gesunde Organfunktionen sind also nur durch ein reibungsloses Gleiten aller Faszien möglich. Und in diesem feinen Bindegewebsbereich setzen die Anwendungen der Myofaszial-Therapie an. Die verschiedenen Behandlungsmethoden lösen Bewegungsblockaden im Faszinnetz, wodurch Schwellungen und Entzündungen zurückgehen und eine normale Verschiebbarkeit des Bindegewebes wiederhergestellt wird.

Obwohl auch bei einer Myofaszial-Behandlung Trigger in den Muskeln und Bindegeweben beeinflußt werden, besteht das Ziel dieser Therapiemethode nicht darin, einzelne Trigger zu bearbeiten, sondern die Beweglichkeit des Gewebes insgesamt wieder zu normalisieren. Verschiedene Untersuchungstechniken ermöglichen es, auch in kleinsten Regionen eine eingeschränkte Gewebebeweglichkeit festzustellen. Ich bin immer wieder von neuem überrascht, wie die Lösung eines kleinen Bereichs teilweise große Veränderungen bewirken kann.

Eine Myofaszial-Behandlung erfordert vom Behandler nur etwas Fingerspitzengefühl und kann an jedem Körperbereich durchgeführt werden. Das Vorgehen dabei ist sehr einfach: Sie legen die Hände an die Stellen, an denen Sie Schmerzen oder Gewebeverhärtungen spüren, und lassen sie dort einige Minuten ruhen.

Fallbeispiele aus dem Praxisalltag

Die folgenden Patientengeschichten zeigen Ihnen die Einsatzbereiche dieser so einfachen wie sanften Therapie. Diese Fälle stehen nur beispielhaft für eine Vielzahl anderer Patienten mit ähnlichen Beschwerden und beweisen auf ein neues, daß die Linderung vieler Schmerzen auch ohne Medikamente oder operative Eingriffe erreicht werden kann.

Brennende Schmerzen

Frau B., 56 Jahre, litt zwei Jahren lang an permanenten brennenden Schmerzen im linken Kopf-, Nacken-, Schulter-, Arm-, Rücken- und Beinbereich. Sie schlief damit ein und wachte morgens damit auf. Obwohl Sie mehrere Ärzte, darunter auch einen Nervenarzt, aufgesucht, verschiedene Medikamente eingenommen und Infusionen bekommen hatte, konnte weder eine Ursache für ihre Beschwerden gefunden noch eine Besserung erzielt werden. Frau B. wurde von mir siebzehn Tage lang mit Myofaszial-Techniken therapiert. Von Behandlung zu Behandlung ging es ihr besser, bis sie schließlich völlig von ihren Schmerzen befreit war.

Unterleibsbeschwerden

Frau B., 39 Jahre, hatte nach einer schweren Operation mehrere Monate lang starke Unterleibs- und Bauchbeschwerden, die sie so sehr in ihrem Alltag behinderten, daß sie ihrer freiberuflichen Tätigkeit nur noch mit hohen Dosen an Schmerzmedikamenten nachgehen konnte. Schon nach drei Behandlungen mit der Myofaszial-Therapie, die in wöchentlichen Abständen durchgeführt wurden, war sie in der Lage, die Schmerzmedikamente abzusetzen, nach drei weiteren Behandlungen war sie völlig schmerzfrei.

Rätselhafte Magenschmerzen

Herr M., 35 Jahre, litt über sechs Jahre an ständig wiederkehrenden Magenschmerzen, die den behandelnden Ärzten Rätsel aufgaben. Denn weder durch Magenspiegelungen noch durch andere medizinische Untersuchungsmöglichkeiten konnte die Ursache dieser Beschwerden entdeckt werden. Bei meiner Untersuchung stellte ich eine starke Verhärtung des Gewebes im Magenbereich fest, die bereits mit einer Behandlung nach der Myofaszial-Therapie soweit aufgelöst werden konnte, daß keine Magenschmerzen mehr auftraten.

So geht die Behandlung

Die Myofaszial-Therapie wird von den meisten Patienten als außerordentlich wohltuend und entspannend empfunden. Dies ist mit ein Grund, weshalb sie sich hervorragend für eine gegenseitige Partnerbehandlung eignet. Es gibt drei zentrale Bereiche, die Sie in Ihre Therapie miteinbeziehen sollten: den oberen Brustkorb, das Zwerchfell und das Becken.

Behandlung des oberen Brustkorbs

Die Abbildungen unten zeigen die Position der Hände bei der Myofaszial-Behandlung des oberen Brustkorbes:

Handposition vorne bei der Behandlung des oberen Brustkorbs

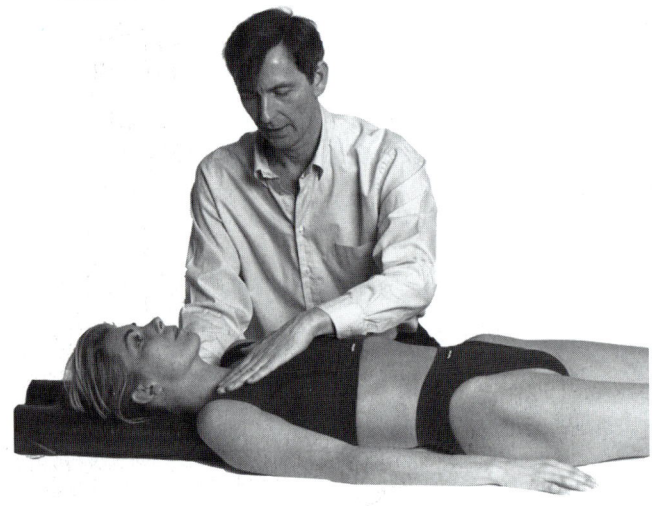

⊳ Eine Handfläche liegt flach auf dem Brustbein, Daumen und Zeigefinger berühren die Schlüsselbeine. Lassen Sie die Hand mit sanftem Druck dort ruhen. Vermeiden Sie aber zu starken Druck, der unangenehme Beklemmungsgefühle auslösen kann.

⟫ Die andere Hand stützt in gleicher Höhe den Rükken. Bleiben Sie etwa drei bis fünf Minuten in dieser Position. Wenn Sie ein Wärmegefühl und ein leichtes Pulsieren verspüren, lassen Sie die Hände solange liegen, bis diese Empfindung wieder abgeklungen ist.
Sie können diese Behandlung auch im Sitzen durchführen, wobei Sie die Wärmeabstrahlung oder ein Pulsieren der Rückenmuskulatur und des Bindegewebes deutlicher spüren können.

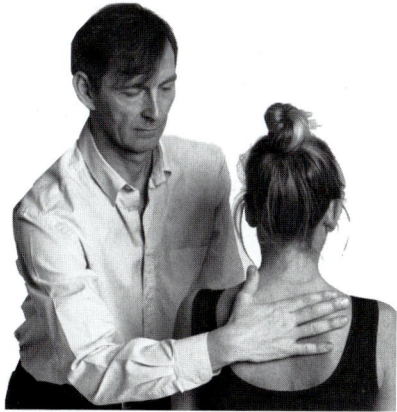

Handposition hinten bei der Behandlung des oberen Brustkorbs

Behandlung des Zwerchfells

Handposition bei der Behandlung des Zwerchfells

Bei der Behandlung des Zwerchfells gehen Sie folgendermaßen vor:

⟫ Eine Hand liegt unterhalb der Rippenbögen am Ende des Zwerchfells, die andere Hand stützt in gleicher Höhe den Rücken. Lassen Sie die Hände drei bis fünf Minuten ruhig liegen. Wenn Sie ein Wärmegefühl oder ein sanftes Pulsieren verspüren, bleiben Sie in der Position, bis das Gewebe wieder zur Ruhe gekommen ist.

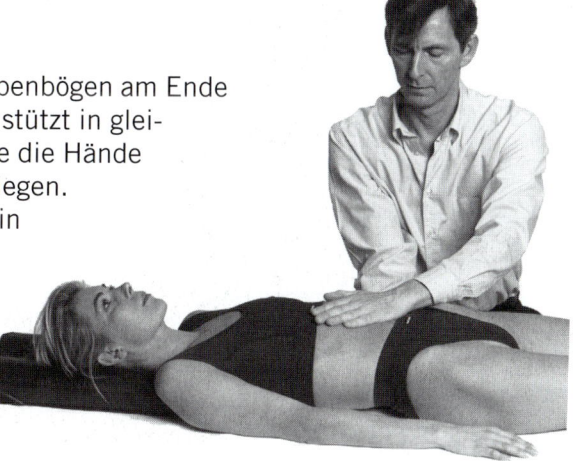

Behandlung des Beckens

Es empfiehlt sich, das Becken zum Abschluß zu behandeln. Positionieren Sie Ihre Hände, wie unten beschrieben:

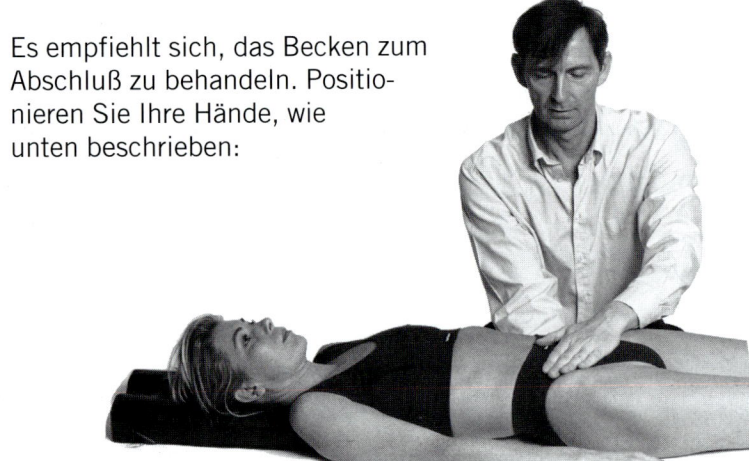

Handposition vorne bei der Behandlung des Beckens

⇨ Eine Hand liegt am untersten Ende des Bauches, so daß Sie gerade noch die Bauchmuskeln erreichen können.

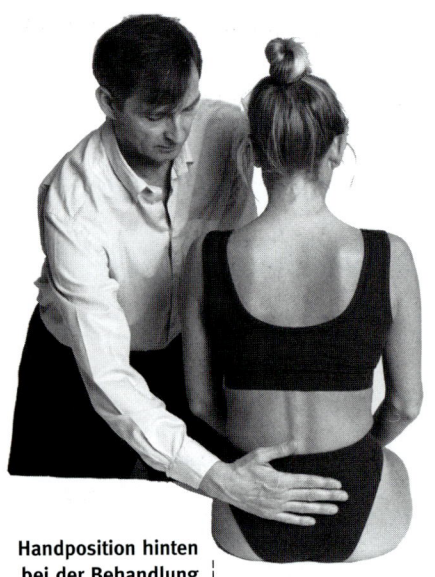

⇨ Die andere Hand liegt in gleicher Höhe in der Kreuzbeingegend. Nun gehen Sie wie bei der Behandlung des Brustbereichs und des Zwerchfells vor: Lassen Sie die Hände ruhig drei bis fünf Minuten liegen. Falls Sie ein Wärmegefühl oder ein Pulsieren wahrnehmen, verbleiben Sie in dieser Stellung, bis die Empfindung wieder abgeklungen ist.

Handposition hinten bei der Behandlung des Beckens

Visceral-Therapie

Die Grundzüge der Visceral-Therapie (abgeleitet vom lateinischen *viscera = Eingeweide*) wurden im 19. Jahrhundert von dem schwedischen Arzt Thure Brand beschrieben. Seine Behandlungsmethode etablierte sich später in Frankreich als Organ-Therapie für den gynäkologischen Bereich. Dank der Bemühungen des französischen Osteopathen Jean-Pierre Barral hat die Visceral-Therapie inzwischen in der Osteopathie einen festen Platz gefunden.

Organbewegung – Voraussetzung für Gesundheit

Im Mittelpunkt der Visceral-Therapie steht die Bewegungsfähigkeit der inneren Organe, wobei zwischen atembedingten Organbewegungen (Mobilität) und der Eigenbewegung der Organe (Motilität) unterschieden wird. Beide, also eine normale Mobilität und Motilität, sind nach Auffassung der Visceralen Therapie die Voraussetzung für gesunde Körperfunktionen.

Die atemabhängige Bewegung (Mobilität) findet etwa 15mal in der Minute statt und kann mit etwas Feingefühl auch ertastet werden. Am leichtesten ist das mit den großen Organen Magen

Bei den Organbewegungen wird zwischen atembedingten (Mobilität) und atemunabhängigen (Motilität) Bewegungen unterschieden

Die Organe bewegen sich

Wissenschaftlich konnten mit Ultraschall- oder Röntgenuntersuchungen nur atembedingte Organbewegungen nachgewiesen werden. Die Leber beispielsweise bewegt sich in nur 24 Stunden über eine Strecke von 400 Metern hin und her! Bei den Nieren konnte bei normaler Atmung je Atemzug eine Bewegung von circa drei Zentimetern, bei starker Atmung sogar bis zu zehn Zentimetern gemessen werden. Wenn man bedenkt, daß atemabhängige Organbewegungen etwa 40 000mal am Tag stattfinden, wird verständlich, daß eine Bewegungseinschränkung zu Funktionsstörungen an den Organen – und zu Schmerzen führen kann.

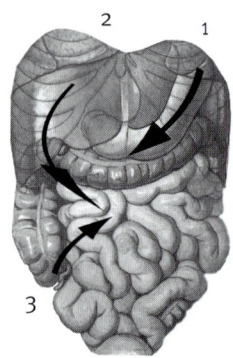

1: Magen
2: Leber
3: Dickdarm

und Leber. In Abbildung links sehen Sie die Lage von Magen (1), Leber (2) und Dickdarm (3), die Pfeile geben ihre jeweilige Bewegungsrichtung an.

Eingeschränkte Organbeweglichkeit – Ursache für vielfältige Schmerzsymptome

Unter Medizinern ist es mittlerweile unbestritten, daß viele Rücken-, Bauch- und Unterleibsbeschwerden auf Narbenbildungen nach Operationen (häufig Blinddarmoperationen) oder Blasen- bzw. Eileiterentzündungen zurückzuführen sind. Wie ist dieser Zusammenhang zu erklären? Durch Narben oder Entzündungen wird häufig die Beweglichkeit der inneren Organe eingeschränkt. Sieht man dies vor dem Hintergrund, daß alle Organe mit dem Rückenmark und über Nervenverbindungen miteinander verbunden sind, wird verständlich, daß über diese Umleitungsstation Organstörungen, die durch Bewegungseinschränkungen hervorgerufen werden, auf weite Körperbereiche ausstrahlen, Trigger in den Muskeln aktivieren – und somit Muskelverspannungen und Schmerzen verursachen können.

Einige scheinbar muskuläre Schmerzsymptome werden also urspünglich durch gestörte Organbewegungen verursacht. In diesen Fällen ist es notwendig, die Trigger-Manipulation mit speziellen Therapien zu kombinieren, die diese wieder herstellen.

Fallbeispiele aus dem Praxisalltag

Um Ihnen die Wirkungsweise dieser sanften Therapie zu verdeutlichen, möchte ich Ihnen einige Fallbeispiele aus meiner Praxis schildern:

Blinddarmoperation mit schmerzhaften Folgen

Ein 12jähriges Mädchen litt seit sechs Monaten an schweren Bauchbeschwerden, deren Ursache nicht festgestellt werden konnte. Als sie zu mir in die Behandlung kam, ergab sich ein erster Anhaltspunkt für eine Diagnose aus der Krankengeschichte. Wie eine Untersuchung der Organe bestätigte, führten wohl Vernarbungen nach einer Blinddarmoperation, die fünf Jahre zurücklag, zu einer starken Bewegungseinschränkung des unteren Dickdarmabschnitts. Zusätzlich war das Zwerchfell verkrampft und damit die Beweglichkeit des Magens und der Leber stark behindert. Bereits nach drei Behandlungen nach der Visceralen Technik war das Kind wieder beschwerdefrei.

Hüftprobleme nach Blasenentzündungen

Frau S., 33 Jahre, hatte seit acht Jahren Beschwerden in der linken Hüfte. Obwohl sie selbst von Beruf Krankengymnastin war und sich über die Jahre mehrfach von verschiedenen Spezialisten hatte behandeln lassen, blieben alle Therapieversuche umsonst.

Als sie zu mir in die Praxis kam, erzählte sie mir, daß sie in den Jahren, bevor die Hüftbeschwerden begonnen hatten, häufig an Blasenentzündungen litt. Tatsächlich diagnostizierte ich eine eingeschränkte Beweglichkeit der Blase und des Uterus. Bereits nach drei Behandlungen war sie beschwerdefrei und konnte auch Jahre später von keinen weiteren Problemen berichten.

Bauchorgane – Auslöser für Tennisellenbogen

Herr B., 55 Jahre, wurde seit einem Jahr von einem Tennisellenbogen geplagt, der sämtlichen Therapieversuchen widerstand. Als letzter Ausweg schien nur noch eine Operation in Frage zu kommen. Bei meiner routinemäßigen Untersuchung der inneren Organe erzählte mir Herr W., daß er es seit einem Nabelbruch in seiner Kindheit unerträglich empfinde, wenn man seinen Bauch berühre. Seit der operativen Korrektur könne er auch keine enganliegenden Hosen mehr tragen. Doch als ich meine Hände auf die berührungsempfindliche Stelle am Bauch legte, war der rechte Arm plötzlich frei beweglich und völlig schmerzfrei. Sobald ich die Hand wieder wegnahm, traten die Beschwerden nach kurzer Zeit wieder auf. Die eigentliche Ursache für den Tennisarm lag also im Bauchbereich und konnte darüber erfolgreich therapiert werden.

Wanderniere – Schmerzen im Rücken

Frau E., 25 Jahre, litt seit einem Jahr an Rückenschmerzen im Kreuzbeinbereich, die in das rechte Bein ausstrahlten. Leichte Beschwerden verspürte Sie auch im linken Bein. Nach drei Krankenhausaufenthalten und unzähligen Therapien linderten sich die Schmerzen immer nur kurzfristig. Die Behandlungen mit der Visceral-Therapie zogen sich über mehrere Monate hin, brachten auch eine vorübergehende Besserung, jedoch traten anfallsweise immer wieder heftige Schmerzattacken auf. Letztendlich wurde bei einer Röntgenuntersuchung eine Wanderniere an der rechten Seite festgestellt. In einem operativen Eingriff wurde die Niere im Bauchraum befestigt, wodurch auch die Schmerzen vollständig und nachhaltig beseitigt waren. Der Krankheitsverlauf von Frau E. zeigt, daß jede Therapie ihre Grenzen hat und Operationen durchaus notwendig werden können.

So geht die Behandlung

Zur Selbst- oder Partnerbehandlung mit der Visceral-Therapie eignen sich vor allem Leber, Magen und Beckenorgane (Blase, Uterus). Die Vorgehensweise dabei ist erstaunlich einfach: Durch das sanfte Auflegen der Hände direkt über den Organen werden das Nervensystem beeinflußt und die Organbewegungen stimuliert.

Behandlung der Leber

Bei der Behandlung der Leber positionieren Sie die Hände, wie in Abbildung links gezeigt:

$\Sigma\!\!\rightarrow$ Eine Hand liegt so auf dem rechten Brustkorb, daß sie den Unterrand der Rippen bedeckt, die andere Hand liegt in gleicher Höhe auf dem Rücken. Wie Sie in der

Behandlungsposition bei der Behandlung der Leber

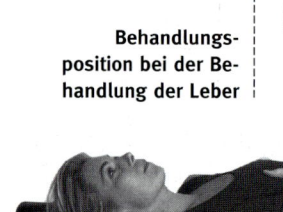

Abbildung auf Seite 42 sehen, bewegt sich die Leber kurvenförmig in Richtung Bauchnabel. Können Sie diese Bewegung bei der Einatmung deutlich spüren, ist die Bewegungsfähigkeit der Leber unbehindert. Falls Sie allerdings den Eindruck gewinnen, die Bewegung sei blockiert, lassen Sie Ihre Hand einige Minuten auf der Leber liegen. Sollten Sie dabei ein Pulsieren oder eine Wärmeabstrahlung spüren, bleiben Sie so lange ruhig in dieser Position, bis sich das Gewebe wieder beruhigt hat.

Behandlung des Magens

Die gleiche Behandlung können Sie für den Magen durchführen. Die Behandlungsposition ist dafür die gleiche wie bei der Myofaszial-Therapie (S. 38):

Behandlungsposition
bei der Behandlung
des Magens

⤳ Eine Hand liegt direkt unterhalb des Brustbeins, die andere in gleicher Höhe auf dem Rücken. Die Bewegungsrichtung des Magens entnehmen Sie wieder aus den Abbildung auf S. 42: kurvenförmig nach unten in Richtung zum Bauchnabel. Lassen Sie Ihre Hände so lange ruhig liegen, bis Sie ein Gefühl der Entspannung wahrnehmen. Falls Sie eine Wärmeabstrahlung oder ein leichtes Pulsieren verspüren, warten Sie, bis diese abgeklungen sind.

Behandlung der Beckenorgane

Die Behandlungsposition für die Beckenorgane (Blase, Gebärmutter, Eierstöcke) ist die gleiche, die Sie bereits im Abschnitt Myofaszial-Therapie (S. 40) kennengelernt haben:

⇨ Legen Sie eine Hand an den unteren Bauchbereich knapp über dem Schambein, die andere Hand unterstützt am Rücken das Kreuzbein. Die Beckenorgane bewegen sich durch die Atmung etwa 15mal in der Minute nach oben zum Bauchnabel, was meist sehr gut wahrzunehmen ist. Wenn Sie diese Bewegungen allerdings nicht oder nur gering ertasten, deutet dies auf eine Bewegungseinschränkung hin. Erhöhen Sie dann den Druck Ihrer Hände, und beobachten Sie weiterhin die Bewegungen. Unter Umständen werden Sie einen leichten Zug des Gewebes bemerken, der häufig in Richtung auf eine Narbe zeigt. Folgen Sie mit der Hand dieser kaum spürbaren Bewegung, und lassen Sie die Hände an dieser Stelle so lange ruhig liegen, bis Sie eine Entspannung wahrnehmen. Wenn Sie eine Wärmeabstrahlung oder ein leichtes Pulsieren verspüren, warten Sie, bis diese Empfindung abgeklungen ist.

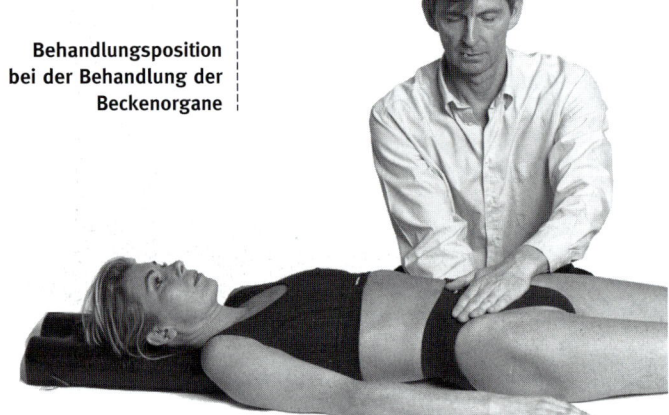

Behandlungsposition bei der Behandlung der Beckenorgane

Therapiegeräte in der Osteopraktik

Die Hände sind unsere feinsten Fühlorgane. Mit dem sprich-wörtlichen Fingerspitzengefühl nehmen wir auch noch ge-ringste Bewegungen wahr und ertasten kleinste Unregel-mäßigkeiten.

Obwohl ich bei meinen Therapiebehandlungen lieber mit den Händen anstatt mit Apparaturen arbeite, haben sich dennoch zwei Hilfsgeräte bewährt: NeckPull® und BackPull®. Diese speziellen Konstruktionen wurden in den letzten Jahren in Zu-sammenarbeit mit den Herstellern optimal auf die Bedürf-nisse von Schmerzpatienten angepaßt und haben sich in der Praxis bereits über Jahre bewährt.

NeckPull® – Streckbank für die Nackenmuskeln

Das NeckPull®-Gerät (aus dem Englischen von *neck = Hals, Nacken* und *pull = ziehen*) setze ich vor allem zur Dehnung der Nackenmuskulatur ein. Eine Besonderheit dieser Konstruk-tion liegt darin, daß der Streckmechanismus exakt auf die Höhe eines Triggers oder einer Bandscheibe in der Halswir-belsäule eingestellt werden kann. Mit Hilfe einer digitalen An-zeige wird während der Behandlung die Zug-kraft, mit der auf die Nackenmuskeln einge-wirkt wird, und der Grad der Dehnung genau kon-trolliert. (Den NeckPull® während der Anwen-dung sehen Sie rechts.) Eine Therapie mit dem NeckPull®-Apparat wird unterstützend zur Trig-ger-Manipulation bei Problemen in der oberen Rückengegend einge-setzt. Doch auch bei

NeckPull®:
Der Kopf ruht in einer Nackenschlaufe (1), die an einem digitalen Gewichtsmesser (2) befestigt ist. Dadurch wird kontinuierlich die Spannung der Nacken-muskeln gemessen. Durch eine Höhenände-rung des Mastes (3) kann das Gerät auf die ver-schiedenen Bandschei-ben wirken

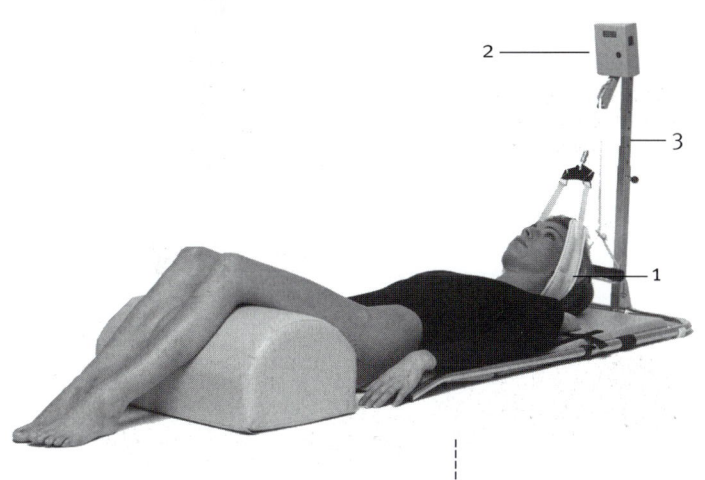

Bandscheibenvorfällen im Bereich der Halswirbelsäule hat sich der NeckPull® außerordentlich bewährt. Nervenschmerzen, die durch eine vorgefallene Bandscheibe verursacht sind, werden durch die Druckentlastung sofort gelindert. Auch andere Symptome, wie Kribbel- oder Taubheitsgefühle in den Armen, lassen bereits während der Anwendung nach.

Eine Alternative zur Operation

Zur regelmäßigen Anwendung können NeckPull®-Apparaturen auch gemietet oder gekauft werden

Bandscheibenoperationen gehören mittlerweile zu den Routineeingriffen in der Orthopädie und Neurochirurgie. Dennoch sollten sie immer der letzte Schritt sein. Bedenken Sie, daß eine Operation immer eine Verletzung des Körpers und daneben eine große Belastung für den Organismus darstellt. Auf die Gefahr, daß sich durch Operationsnarben Muskelfaserverdickungen (Trigger) bilden können, wurde bereits an mehreren Stellen hingewiesen.

Eine NeckPull®-Therapie kann, kombiniert mit den anderen osteopraktischen Verfahren, durchaus eine Alternative zu den schulmedizinischen Behandlungsmethoden mit Spritzen und Operationen sein. Ich möchte Ihnen von einem Patienten berichten, der durch die Behandlung mit dem NeckPull® einen starken Bandscheibenvorfall ohne Operation vollständig korrigieren konnte:

Vollständige Rückbildung eines Bandscheibenvorfalls

Herr M., 53 Jahre, litt monatelang an anhaltenden Beschwerden im Nacken- und Schulterbereich. Die Schmerzen strahlten in den rechten Arm aus, in dem er außerdem ein unangenehmes Kribbeln empfand. Trotz Spritzen, Krankengymnastik und Massagen verstärkten sich die Beschwerden so sehr, daß er nachts nur mehr halbsitzend etwas Ruhe finden konnte.

Mein Verdacht auf einen Bandscheibenvorfall wurde nach der ersten Untersuchung zwar erhärtet, aber die Röntgenbefunde waren nicht ganz eindeutig. Da ich jedoch nicht

ausschließen konnte, daß eine Operation notwendig werden könnte, bat ich den Hausarzt,
eine Kernspintomographie der Halswirbelsäule durchzuführen. Daraufhin konnte eine
eindeutige Diagnose gestellt werden: Herr M.
hatte tatsächlich einen großen Bandscheibenvorfall, der auf die Nervenwurzel drückte.
(In Abbildung rechts sehen Sie auf dem linken Röntgenbild den mit dem Pfeil gekenn-
zeichneten Bandscheibenvorfall.)

In der Neurochirurgischen Ambulanz einer
großen Universitätsklinik, wo der Befund
bestätigt wurde, wollte man Herrn M. sofort
stationär einweisen und riet ihm zu einer
Bandscheibenoperation. Auf seinen Ein-
wand hin, daß er sich vor diesem Schritt zuerst von mir behandeln lassen wollte, ern-
tete er – milde formuliert – Unverständnis.

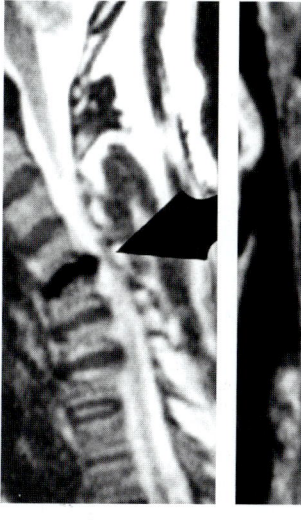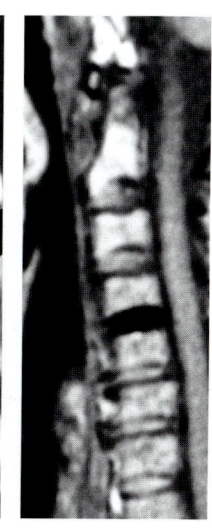

Der Pfeil zeigt auf den
Bandscheibenvorfall in
der Halswirbelsäule. Auf
der rechten Seite ist
der Vorfall nicht mehr
erkennbar. Die betroffene
Bandscheibe ist schwarz
hervorgehoben

Verunsichert kam er wieder zu mir in die Praxis, doch
seine anfängliche Skepsis wandelte sich innerhalb einer
Woche in Zuversicht. Sobald er im NeckPull® lag, linderten sich die starken Schmerzen, auch das Kribbeln im Arm
ließ deutlich nach. Bereits nach der ersten Behandlung
konnte er nachts wieder schlafen. Nach drei Anwendungen wurden seine Schmerzen so gering, daß er wieder voll
berufstätig sein konnte. Als ich wegen einer Fortbildung
meine Praxis für zwei Wochen schließen mußte, wir aber
die Behandlung nicht unterbrechen wollten, lieh er sich
mein NeckPull®, um die Therapie zu Hause selbst fortzu-
setzen. Nach meiner Rückkehr traf ich einen überglückli-
chen Patienten, dem wortwörtlich schwere Lasten von den
Schultern genommen waren, wie auch eine erneute Kernspintomographie der Halswirbelsäule (siehe Abbildung,
rechtes Bild) bewies. Der Vorfall hatte sich vollständig
zurückgebildet.

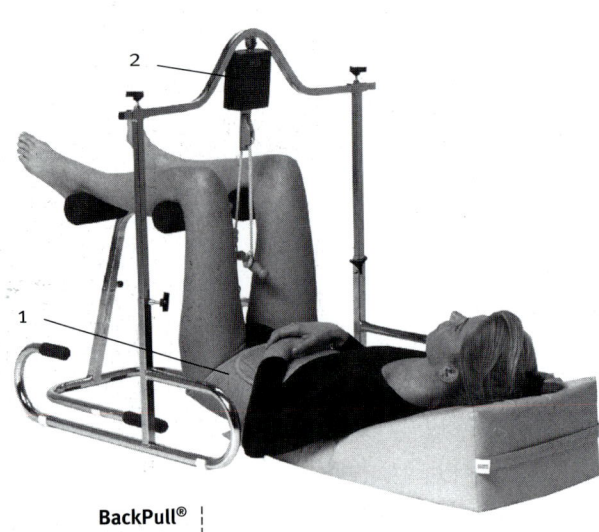

BackPull® – Dehnung der unteren Rückenmuskeln

Die BackPull®-Vorrichtung (aus dem Englischen von *back = Rücken* und *pull = ziehen*) ist ebenfalls ein Wirbelsäulentherapiegerät, das – im Gegensatz zu seinem Pendant NeckPull® – zur Dehnung des unteren Rückenbereichs eingesetzt wird. Auch bei diesem Gerät erfolgt die Streckung rein mechanisch: Durch die Kippbewegungen des Beckens wird der Bereich der Lendenwirbelsäule gedehnt. Wie beim NeckPull® wird die Zugkraft und der Behandlungsfortschritt digital überprüft. Die Abbildung oben zeigt das Gerät während einer Anwendung.

BackPull®
1: Beckengurt
2: digitale Anzeige

Sanfte Korrektur

Mit der BackPull®-Therapie konnten bereits bedeutende Behandlungserfolge erzielt werden. Eine Streckung des unteren Wirbelsäulenbereichs hilft sogar bei chronischen Rückenbeschwerden, wie der Fall einer jungen Frau zeigt:

Rückbildung einer Wirbelsäulenversteifung

Eine junge, freiberuflich tätige Frau litt Monate lang unter unerträglichen Rückenschmerzen. Bei einer Röntgenuntersuchung wurden mehrere Bandscheibenvorfälle und eine Rotationsskoliose (Drehungsverkrümmung) der Lendenwirbelsäule festgestellt (Abb. rechte Seite: Auf dem linken Röntgenbild sieht man deutlich die Steilstellung, wie sie vor der Behandlung bestand.) Als die Patientin zu mir in Behandlung kam, hatte sie bereits mehrere Therapien mit

Medikamenten, Spritzen, Akupunktur, Heilbädern, Massagen und Krankengymnastik hinter sich, die jedoch alle keine Besserung brachten. Das Urteil eines Neurologen war erschreckend: entweder Operation jetzt oder Rollstuhl später. Sie wollte weder das eine noch das andere. Ihr Mut hat sich gelohnt. Sie verbrachte täglich bis zu vier Stunden im BackPull®, nach einer Woche konnte sie bereits wieder mehrere Stunden am Tag arbeiten. Wie Röntgenkontrollaufnahmen, die während der Behandlungszeit gemacht wurden, zeigen, stellte sich die normale Wirbelsäulenkrümmung im Verlauf der Therapie nach und nach wieder ein, bis sich die Veränderungen an der Wirbelsäule vollständig zurückgebildet hatten (rechtes Röntgenbild). In den folgenden Monaten behandelte ich sie von Kopf bis Fuß. Heute – sechs Jahre später – fühlt sie sich immer noch voll leistungsfähig.

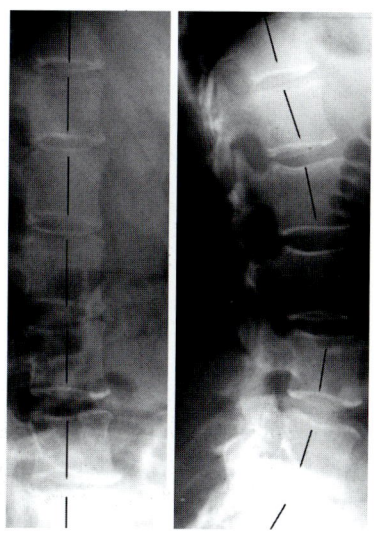

Links: Steilgestellte Wirbelsäule
Rechts: Gebogene Wirbelsäule

Derartige Behandlungserfolge lösen besonders bei Fachleuten Erstaunen aus. Doch hat dies nichts mit Wunderheilung zu tun, sondern fordert von den Patienten und dem Behandler große Anstrengung und intensive Arbeit. Mittlerweile konnte die Wirkungsweise der NeckPull®- und BackPull®-Therapie in wissenschaftlichen Studien bestätigt werden. Es wurde nachgewiesen, daß bei gezielter Dehnung der Rückenmuskeln der Druck auf die Bandscheiben geringer wird und sich sogar ein Unterdruck entwickeln kann, der dazu beiträgt, daß sich ein Bandscheibenvorfall vollständig zurückbildet.

Therapiekissen® – Schlafen Sie gut

Ich werde oft gefragt, welche Kopfkissen ich zum Schlafen empfehle. Da die meisten meiner Patienten, die im Nacken- und Schulterbereich Probleme haben, bereits einige Nackenrollen und Spezialkissen ausprobiert haben, empfehle ich in der Regel das Therapiekissen®. Und das aus folgendem einfachen Grund: Im Gegensatz zu den herkömmlichen orthopädischen Kissen, die die normale Krümmung der Halswirbelsäule unterstützen, paßt sich das Therapiekissen den individuellen Bedürfnissen an. Dies ist vor allem für Menschen wichtig, deren Probleme zu einer steifen und dadurch steilgestellten Halswirbelsäule geführt haben. Herkömmliche Nackenkissen zwingen die Halswirbelsäule förmlich in eine normale – »gesunde« – Position, was die Schmerzen unter Umständen noch verstärkt. Auf den Röntgenbildern rechts sehen Sie den Unterschied zwischen einer steilgestellten (linke Seite) und einer normal gekrümmten Halswirbelsäule (rechte Seite).

Therapiekissen in Stufe 2: Der Nacken ruht auf der flachen Seite des Kissens mit dem härteren (dunklen) Kern

Auf dieser Grundlage und mit Hilfe verschiedener Computeranimationen wurde ein Kissen entwickelt, das mit den jeweiligen Anforderungen korrespondiert: das Therapiekissen®. Dieses vierstufige Kissen unterstützt optimal die bestehende Halswirbelform und übt gleichzeitig einen sanften Dehnungsreiz auf die Nackenmuskeln aus, durch den eine allmähliche Rückbildung einer Steilstellung erreicht wird. Ist der Nackenbereich sehr verpannt, sollte das Kissen in der Eingewöhnungsphase (Stufe 1 – geringste Dehnung) nur einige Stunden angewendet werden, bis sich

Ungewollte Schmerzreaktionen

Einige Patienten begehen den Fehler und beginnen gleich mit Stufe 2, 3 oder sogar mit Stufe 4. Sie bezahlen ihre Ungeduld mit verstärkten Schmerzen, die bis in den Lendenbereich ausstrahlen. Die Erklärung dafür kennen Sie bereits aus dem Abschnitt »Trigger-Manipulation« (siehe S. 16): Durch die Überdehnung der Nackenmuskulatur wurden Trigger-Punkte in der gesamten Rückenmuskulatur aktiviert, die sich nun erst wieder beruhigen müssen.

die Muskulatur so weit gedehnt hat, daß keine Schmerzreaktionen mehr ausgelöst werden. Diese Anpassung der Nackenmuskulatur kann bis zu einigen Wochen dauern und sollte durch gleichzeitige Selbstbehandlung der Nackenmuskeln (beispielsweise Trigger-Manipulation) unterstützt werden. Wenn Stufe 1 problemlos toleriert wird, kann man – jedoch frühestens nach einer Woche – zu Stufe 2 übergehen (siehe Abb. linke Seite). Der Dehnungs- und Anpassungsprozeß der Nackenmuskulatur in den weiteren Positionen gestaltet sich ähnlich wie bei Stufe 1. Gewöhnen Sie Ihre Wirbelsäule jeweils langsam an die neuen Stellungen, und gehen Sie wieder eine Stufe zurück, wenn die Schmerzen zu stark werden (Bezugsquelle S. 111).

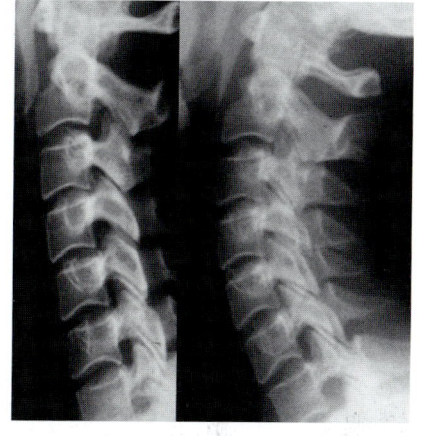

**Links: Durch Muskelverspannungen steilgestellte Halswirbelsäule
Rechts: Nach einigen Behandlungen zeigt sie eine gekrümmte Form**

Nestkissen® – Kopfkissen für die Dauerbenutzung

Wenn Sie auch Stufe 4 erfolgreich gemeistert haben, rate ich für die Dauerbenutzung auf ein anderes Kissen umzusteigen. Doch benutzen Sie nicht wieder Ihr altes Federkissen, durch das noch anfällige Trigger-Punkte gereizt werden könnten. In der Regel empfehlen sich formstabile Spezialkissen aus nichtallergischen Kunstfasern, die den Kopf in der Rückenlage gerade halten und in der Seitenlage gut unterstützen. Ein Kissen, das alle diese Anforderungen erfüllt, ist unter der Bezeichnung Nestkissen® erhältlich (siehe Abb. rechts, Bezugsquelle, S. 111). Das Kissen, dessen Name sich von seiner rautenförmigen Mulde in der Mitte – dem Nest – herleitet, hält den Kopf in der Rückenlage in einer geraden Position. In der Seitenlage stützen die Seitenpolster den Kopf so ab, daß die Halswirbelsäule in horizontaler Position bleibt. Dadurch wird die Reizung von Triggern vermieden.

Die Vertiefung des Nestkissens hält den Kopf gerade. Dadurch werden Trigger in der Nacken- und Halsmuskulatur beruhigt

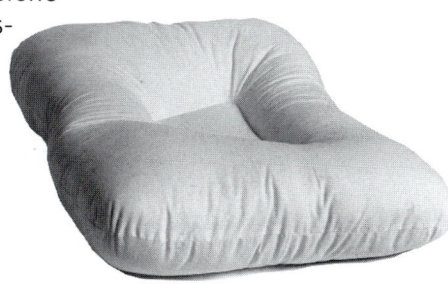

Kapitel 3

Behandlungsbereiche in der Osteopraktik

Schmerzen von Kopf, Gesicht, Kiefer, Zähnen, Nacken und oberer Rücken

Eine 20jährige Studentin bekam seit fünf Jahren etwa zweimal im Monat starke Nacken-Kopfschmerzen, die nur durch totale Ruhe und Dunkelheit etwas gelindert werden konnten. Injektionen, Einspritzungen in das Schmerzgebiet, Krankengymnastik, Massagen und Chiropraktik sowie Medikamente brachten keine anhaltende Besserung. Laut der Diagnose ihres Orthopäden wurden die Kopfschmerzen durch das Gewicht ihrer großen Brüste verursacht. Kurz bevor sie zu mir zur Behandlung kam, hatte sie sich deswegen bereits mit einem Chirurgen zur Brustumfangsverminderung in Verbindung gesetzt.

Bei meiner Untersuchung fand ich mehrere Trigger im Bereich der Nackenmuskulatur, die ich nach der Trigger-Manipulationstechnik therapierte – bereits nach drei Anwendungen ließen die Kopf- und Nackenschmerzen deutlich nach. Die Patientin lernte, sich selbst zu behandeln, und nach einigen Wochen fürchtete sie keinerlei Schmerzattacken mehr.

Über die Ursachen von Kopfschmerzen gibt es viele Theorien. Doch ausgenommen Kopfschmerzen, die durch Krankheiten wie Hirntumore, Gefäßschäden, Bluthochdruck oder andere organische Erkrankungen hervorgerufen werden, kommen Fachleute bei der Frage, wie Kopfschmerzen entstehen, zu keinem Konsens.

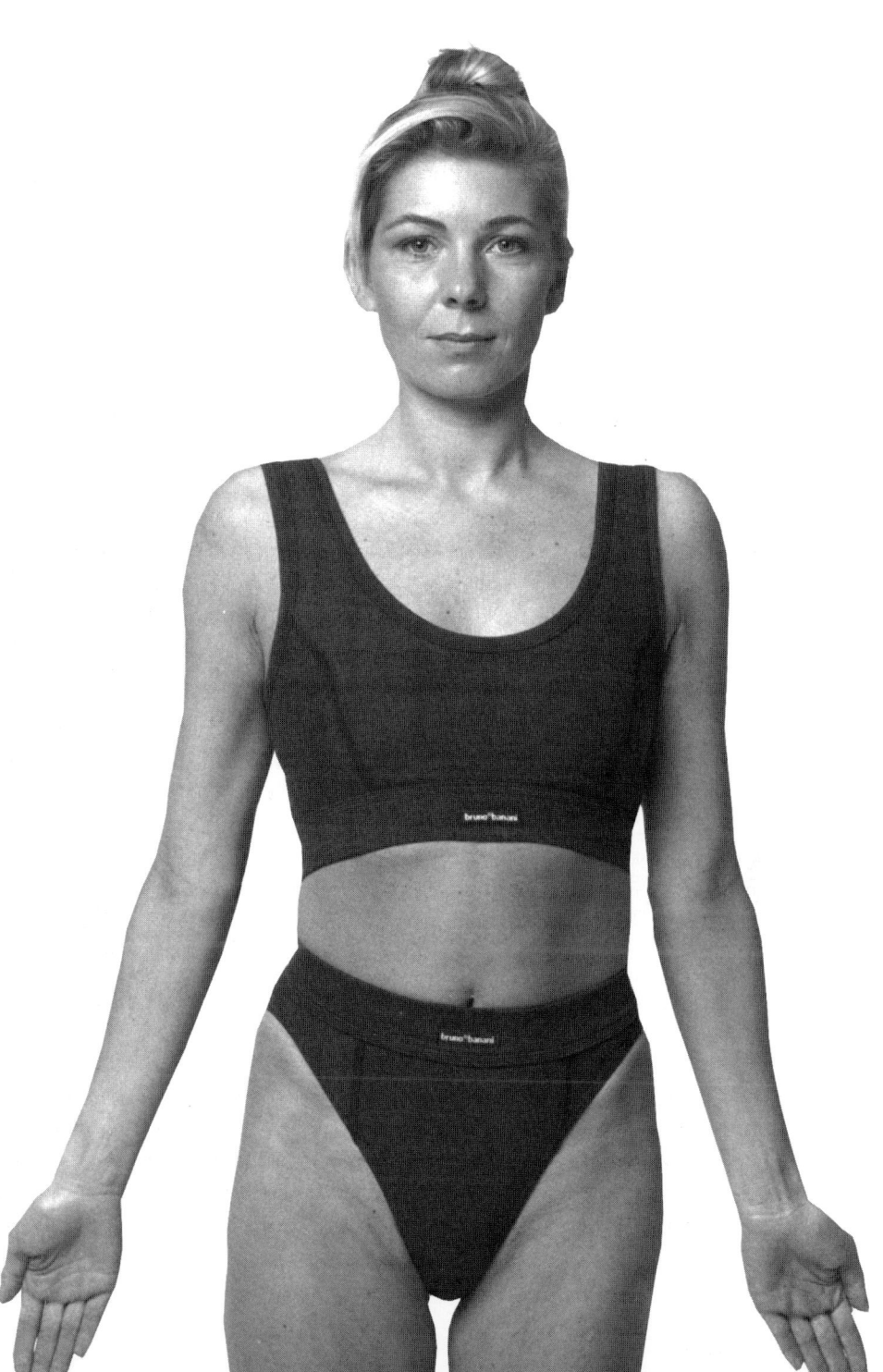

Behandlungsbereiche in der Osteopraktik

In der medizinischen Praxis wird zwischen Migräne, Spannungs-, Cluster- und sonstigen Kopfschmerzformen unterschieden. In der Osteopraktik spielt diese Differenzierung allerdings eine untergeordnete Rolle. Eine Unterscheidung treffe ich nur bezüglich der Lage der Trigger, die spezifische Kopfschmerzen auslösen können. Aus diesem Grund werden hier Schmerzen im Kopf- und Gesichtsbereich, an den Zähnen, im Nacken und in der oberen Rückengegend in einem Kapitel zusammengefaßt. Trigger in diesen Bereichen können, wie mir meine langjährige Praxiserfahrung bestätigt, nicht nur unangenehme Verspannungen im Nacken und oberen Rücken auslösen, sondern sind auch die Ursache für viele Kopfschmerzsymptome.

Selbsthilfe bei Kopfschmerzen

In der Osteopraktik spielt die klassische Unterscheidung von Kopfschmerzen eine geringe Rolle – wichtig ist alleine die Lage der Trigger

Bevor Sie mit einer Selbstbehandlung beginnen, sollten Sie den Nacken und die obere Rückenmuskulatur sehr genau nach Trigger-Punkten abtasten. Orientieren Sie sich dabei an den Abbildungen auf der rechten Seite: Dort werden den jeweiligen Kopfschmerzregionen die entsprechenden Muskeln im Gesicht und am Kopf zugeordnet.

Bei einseitigen migräneartigen Kopfschmerzen beispielsweise, die vom Hinterkopf über das Scheitelbein in die Schläfe strahlen, finden Sie drei Muskeln, die nach Triggern abgetastet werden müssen: Schmerzen am Hinterkopf können ihren Ursprung in Triggern in den Nackenmuskeln Trapezius und Sternocleido haben, Schmerzen am Scheitelbein in eben den gleichen Muskeln und zusätzlich noch im Temporalis.

Lassen Sie mich zur Verdeutlichung zwei Fallbeispiele aus meiner Praxis schildern. Diese zeigen nicht nur beispielhaft die angesprochenen Zusammenhänge zwischen Trigger-Punkten und Kopfschmerzzuständen, sondern verdeutlichen Ihnen auch die Therapieweise der Osteopraktik, die ohne Medikamente auskommt.

Schmerzen von Kopf, Gesicht, Kiefer, Zähnen, Nacken und oberer Rücken

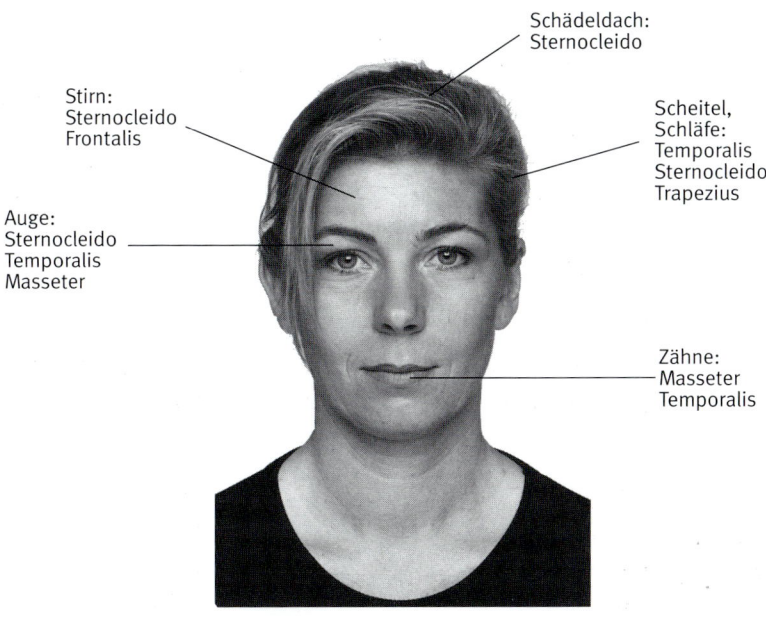

Schädeldach:
Sternocleido

Stirn:
Sternocleido
Frontalis

Scheitel,
Schläfe:
Temporalis
Sternocleido
Trapezius

Auge:
Sternocleido
Temporalis
Masseter

Zähne:
Masseter
Temporalis

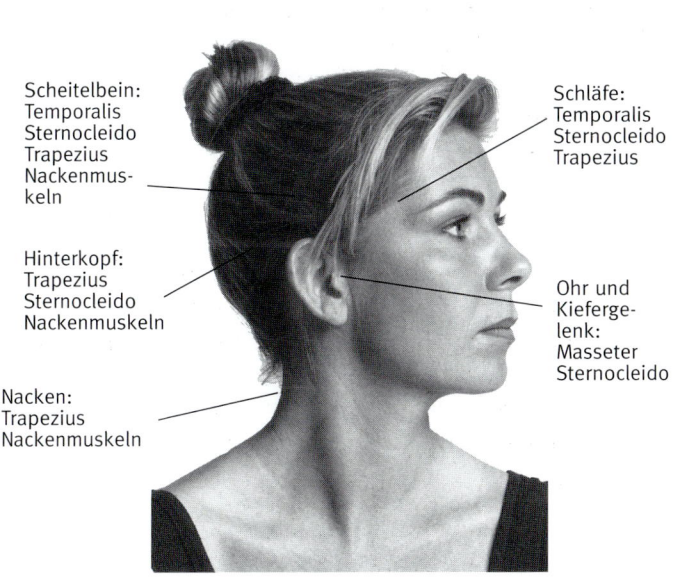

Scheitelbein:
Temporalis
Sternocleido
Trapezius
Nackenmus-
keln

Schläfe:
Temporalis
Sternocleido
Trapezius

Hinterkopf:
Trapezius
Sternocleido
Nackenmuskeln

Ohr und
Kieferge-
lenk:
Masseter
Sternocleido

Nacken:
Trapezius
Nackenmuskeln

Fallbeispiele aus dem Praxisalltag

Heftige Kopfschmerzattacken

Herr S., 43 Jahre, wurde immer wieder von Schmerzattacken im Schläfen-, Stirn-, Schädeldach- und Hinterkopfbereich geplagt. Schon der geringste Druck auf den Hinterkopf konnte starke, langanhaltende Kopfschmerzen auslösen. Nach einem Auffahrunfall, sechs Monate bevor er zu mir in Behandlung kam, wurden die Schmerzen unerträglich. Medikamente, Akupunktur, Psychotherapie und Chiropraktik sowie Massagen und Krankengymnastik brachten keine Hilfe.

Als ich ihn untersuchte, fand ich Trigger im Sternocleido, den Nackenmuskeln und dem Trapezius, und bereits nach wenigen Behandlungen mit der Trigger-Manipulationstechnik ließen die Kopfschmerzen etwas nach. Als es ihm schon deutlich besser ging, fuhr er in den Sommerurlaub, wo er einen schweren Rückfall erlitt. Der Auslöser war banal: Er mußte einige Koffer von einem Ferienhaus zum anderen tragen, und das hatte genügt, um unerträgliche, vom Nacken ausgehende Kopfschmerzen zu verursachen. Er behandelte sich selbst mit dem Therapiegriff, und nach einer halben Stunde war er beinahe wieder schmerzfrei und konnte den Rest seines Aufenthalts genießen. Nach dem Urlaub führten wir noch einige letzte Behandlungen in meiner Praxis durch. Heute kann Herrn S. wieder mit seinen Kindern spielen, ohne Angst vor einem Rückfall zu haben.

Leider bereits bei Kindern

Ein 12jähriges Mädchen litt seit einem Jahr an starken, regelmäßig auftretenden Stirnkopfschmerzen. Sie wurde von zwölf Fachärzten der unterschiedlichsten Fachgebiete behandelt, doch Medikamente, Krankengymnastik, Homoeopathie, psychologische Therapie und auch ein viertägiger Klinikaufenthalt brachten keine Besserung. Unnötig zu erwähnen, daß wegen der Kopfschmerzen auch ihre Leistungen in der Schule zurückgingen. Nach sechs Trigger-Behandlungen des Sternocleido und der Nackenmuskulatur verbesserte sich ihr Befinden deutlich, nach insgesamt zwölf Behandlungen war sie wieder schmerzfrei. Sie hat seitdem den Unterricht nicht mehr versäumt und ist heute wieder ein fröhliches Mädchen.

Trapezius-Muskel – Auslöser von Schläfenkopfschmerzen

Als Trapezius oder Kapuzenmuskel wird ein großer flacher Rückenmuskel bezeichnet, der bei vielen Kopfschmerzpatienten die meisten Trigger aufweist. Er beugt den Kopf und Nacken zur Seite, trägt das Gewicht der Arme und hebt die Schultern.

Aufgrund seiner Göße ist der Trapezius-Muskel mit vielen Körperbereichen verbunden (siehe Abb. unten): Der obere Ausläufer (1) ist am Hinterkopf und an den Halswirbeln befestigt. Er erstreckt sich über die Schultern bis zum Schlüsselbein. Der mittlere Teil (1a) ist mit den oberen Brustwirbeln und dem Schulterblatt verwachsen, nach unten (1b) läuft er spitz vom Schulterblatt bis hin zum zwölften Brustwirbel zu. Trigger, die im oberen Teil des Trapezius (1) sitzen, verursachen häufig Schmerzen im äußeren Nacken, Hinterkopf, hinter den Ohren,

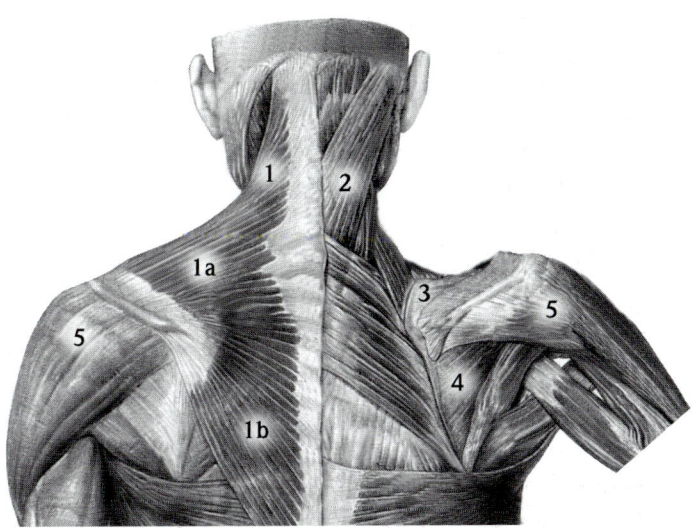

Muskeln des oberen
Rückens:
1: oberer Trapezius
1a: mittlerer Trapezius
1b: unterer Trapezius
2: Nackenmuskeln
3: Supraspinatus
4: Infraspinatus
5: Deltoideus

Beugen Sie vor

Viele Kopf-, Nacken- und Schulterschmerzen lassen sich durch einige einfache Maßnahmen, die den Trapezius entlasten, vermeiden. Wenn Sie viel telefonieren müssen, benutzen Sie beispielsweise die Freisprechanlage eines Telefonapparates oder ein Kopfhörertelefon. Bei Beschwerden, die durch langes Sitzen verursacht werden, schafft unter Umständen bereits ein Stuhl mit Armlehnen oder die richtige Sitzhöhe Abhilfe.

an den Schläfen, hinter den Augen und im Unterkiefer. Nacken-, Schulter- und Rückenbeschwerden werden oft von gereizten Trigger-Punkten im mittleren (1a) und unteren (1b) Trapezius-Muskelbereich ausgelöst.

Die Trapezius-Trigger werden durch geneigte Kopfhaltung, beispielsweise durch lange Telefongespräche, oder durch hochgezogene Schultern aktiviert. Doch auch langes Sitzen auf einem Stuhl ohne Armlehnen führt zu einer Überlastung des Trapezius-Muskels, da durch das Gewicht der Arme ein ständiger Dehnungsreiz verursacht wird.

Vordehnung des Trapezius

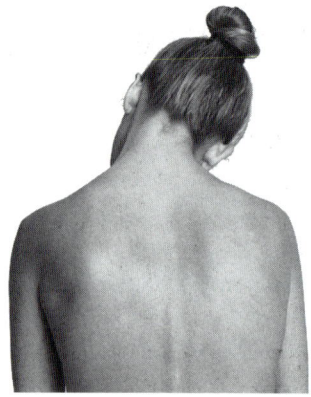

So geht die Trigger-Behandlung

Bei der Behandlung des Trapezius-Muskels sind zwei verschiedene Positionen notwendig:

▷ Zur Trigger-Behandlung im linken oberen Bereich sollten Sie diesen Muskelabschnitt sanft dehnen. Neigen Sie dazu den Kopf zur rechten Schulter, der linken Arm hängt locker herunter (siehe Abb. links). Behandeln Sie sich selbst, führen Sie den Therapiegriff mit der rechten Hand. Für die rechte Seite gehen Sie entsprechend umgekehrt vor.

Schmerzen von Kopf, Gesicht, Kiefer, Zähnen, Nacken und oberer Rücken

Bevor Sie mit der Trigger-Manipulation des mittleren und unteren Trapezius-Muskels beginnen, dehnen Sie diese Bereiche mit dem Pharaonengriff:

Trigger-Behandlung des Trapezius mit einem Partner

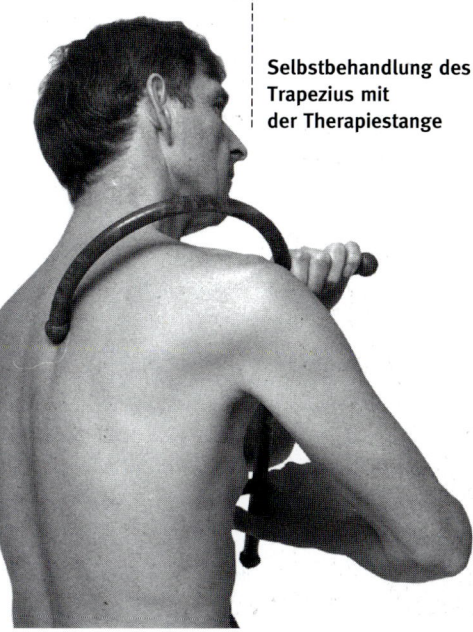

Bitte beachten Sie: Lesen Sie Einzelheiten über Behandlungs- technik, - dauer und Griffhaltung auf den Seiten 22 bis 25 nach.

⟩⟩ Überkreuzen Sie dazu beide Arme vor der Brust, legen Sie die Hände jeweils auf die gegenüberliegenden Schultern, ziehen Sie diese sanft nach vorne, und machen Sie einen Katzenbuckel.

Selbstbehandlung des Trapezius mit der Therapiestange

⟩⟩ Wenn Sie mit einem Partner zusam- menarbeiten, bleiben Sie auch während der Trigger-Therapie in dieser Stellung, behandelt wird mit dem Therapiegriff (siehe Abb. oben). In Abbildung rechts sehen Sie die Körperhaltung bei einer Selbstbehandlung mit der Thera- piestange.

Dehnübung

**Dehnungsübungen
für den Trapezius**

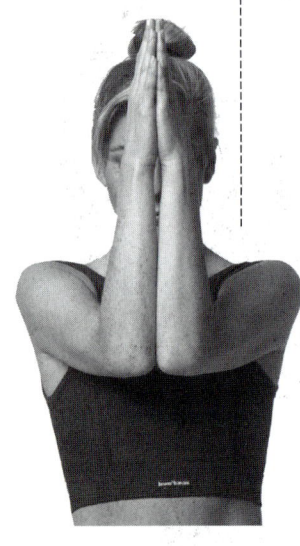

Dehnübungen stellen eine wichtige Voraussetzung für eine Muskelentspannung dar. Um einen verspannten Trapezius wieder auf normale Länge zu dehnen, sollten Sie spezielle Stretchingübungen in Ihren Tagesablauf integrieren. Im folgenden stelle ich Ihnen ein einfaches Fünf-Schritte-Programm für den gesamten Trapezius-Muskel vor. Die Übungen können auf dem Rücken liegend oder stehend – vielleicht in jeder Kaffeepause – durchgeführt werden. Um einen optimalen Dehnungsgrad zu erzielen, gehen Sie bei den Bewegungen langsam, auf keinen Fall ruckartig vor:

▷ Dehnen Sie zunächst den mittleren und unteren Teil des Trapezius. Führen Sie dazu beide Hände und Arme bis zu den Ellenbogen in Schulterhöhe vor dem Gesicht zusammen.

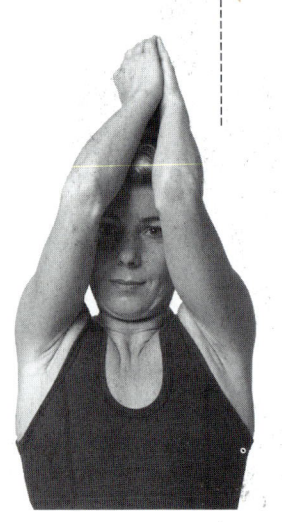

▷ Als nächstes werden die Arme so weit wie möglich über das Gesicht nach oben gestreckt. Beachten Sie dabei, daß im Stehen der Kopf nicht in den Nacken fällt. Verbleiben Sie in dieser Haltung mindestens 15 Sekunden, lassen Sie die Arme wieder fallen, und ruhen Sie sich etwas aus.

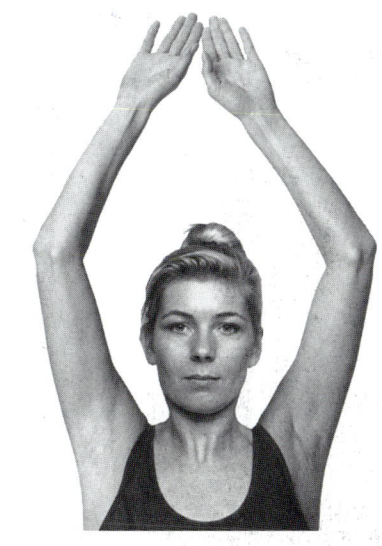

▷ Danach heben Sie abermals beide Arme über den Kopf, jetzt aber seitlich am Kopf vorbei (siehe Abb. rechts).

▷ Führen Sie die Arme ganz langsam seitlich wieder nach unten. Die Abbildungen unten zeigen die Bewegungen im Stehen. Wenn Sie im Liegen üben, sollten die Arme auf der Unterlage aufliegen.

▷ Der obere Trapezius-Bereich wird gedehnt, indem Sie den Kopf, wie auf Seite 60 gezeigt, vorsichtig nach rechts und nach links beugen. Lassen Sie dabei die Arme seitlich locker herunterhängen.

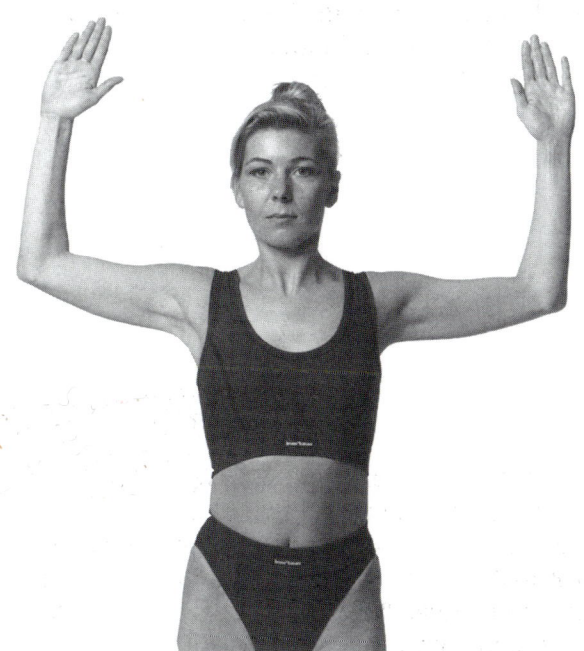

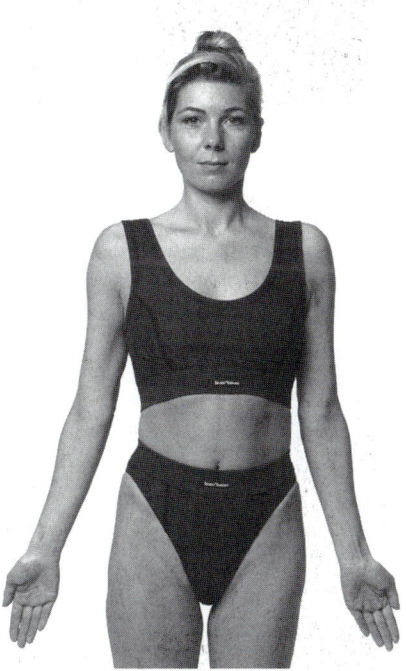

Nackenmuskeln – vielfältige Schmerzsymptome

Die Nackenmuskulatur besteht aus mehreren Muskeln, die sich in fünf Schichten überlagern. Im Rahmen dieses Buches wäre es allerdings zu langwierig, die einzelnen Nackenmuskeln mit ihren Aufgaben vorzustellen. Für Ihre Selbsttherapie zu Hause ist diese Unterscheidung auch von geringer Bedeutung. Aus diesem Grund wird im folgenden die Nackenmuskulatur als Gesamtheit beschrieben.

Da die Nackenmuskeln übereinander liegen, erreichen Sie die Trigger in allen Schichten

Das Fünf-Schichten-Modell

In der obersten Schicht der Nackenmuskulatur befindet sich der Trapezius-Muskel, den Sie bereits im vorherigen Abschnitt kennengelernt haben (siehe S. 59).

Trigger in der zweiten Schicht können die Ursache für Kopfschmerzen auf dem Schädeldach, im Bereich der Schläfen und Augen sowie im Nacken-Schulter-Winkel sein.

Verspannungen in der dritten und vierten Schicht verursachen Schmerzen im Hinterkopf, in manchen Fällen sind sie auch der Auslöser für Kopfschmerzen, die sich wie ein Band um den Kopf legen mit einem Schmerzzentrum im Bereich der Schläfen.

Mehrere kleine Muskeln bilden die fünfte Schicht. Diese untersten Nackenmuskeln liegen bereits vier bis fünf Zentimeter unter der Körperoberfläche, weshalb Verdickungen in diesen Muskeln nur mit einiger Mühe ertastet werden können. Gereizte Trigger in diesem Bereich rufen häufig Schmerzen am Hinterkopf und Schulterschmerzen hervor, die bis zu den Schulterblättern ausstrahlen können.

Die Nackenmuskeln überlagern sich in fünf Schichten

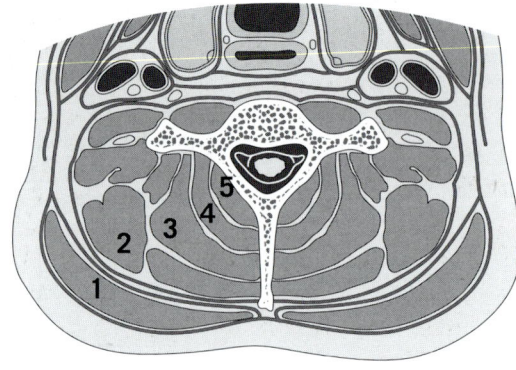

So geht die Trigger-Behandlung

Für eine Selbstbehandlung ist es für Sie zu Hause nicht wichtig zu wissen, in welcher Muskelschicht im einzelnen die Trigger liegen: Da die Muskeln übereinander gelagert sind, behandeln Sie immer die gesamte Nackenmuskulatur. Konzentrieren Sie sich einfach auf die harten Stellen, das heißt auf die Trigger-Punkte.

Bitte beachten Sie:
Lesen Sie Einzelheiten über Behandlungstechnik, -dauer und Griffhaltung auf den Seiten 22 bis 25 nach

⇾ Hintere Nackenmuskeln

Um die Muskeln für die Trigger-Behandlung leicht vorzudehnen, neigen Sie den Kopf leicht nach vorne, wie in Abbildung rechts gezeigt. Suchen Sie dann den Nackenbereich mit dem Therapiegriff nach harten Stellen ab. Behalten Sie auch während der Trigger-Manipulation die gebeugte Kopfhaltung bei.

⇾ Seitliche Nackenmuskeln

Um Trigger in den seitlichen Nackenpartien zu erreichen, neigen Sie den Kopf jeweils zur Gegenseite und behandeln harte Stellen mit dem Therapiegriff.

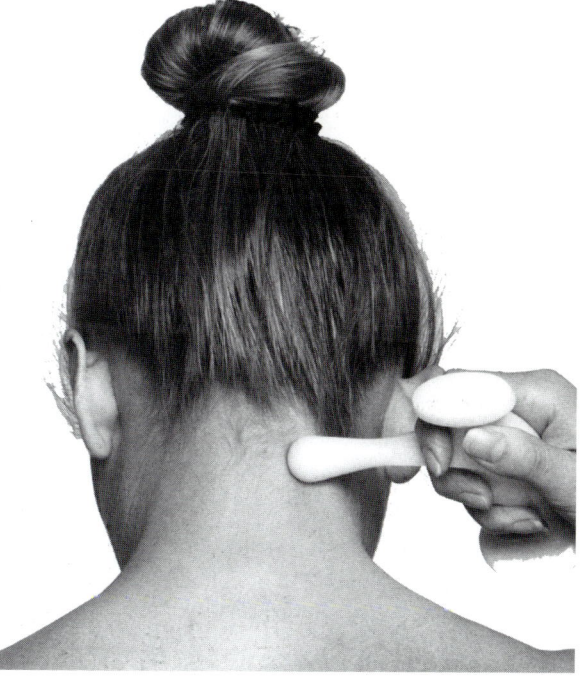

⇾ Obere tiefe Nackenmuskeln

Untersuchen Sie als nächstes den Bereich zwischen Hinterkopf und dem ersten Halswirbel. Da sehr viele Kopfschmerzsymptome von diesem Bereich ausgehen, ist es wichtig, daß Sie hier besonders sorgfältig arbeiten:

Tasten Sie sich mit dem Therapiegriff am knöchernen Hin-

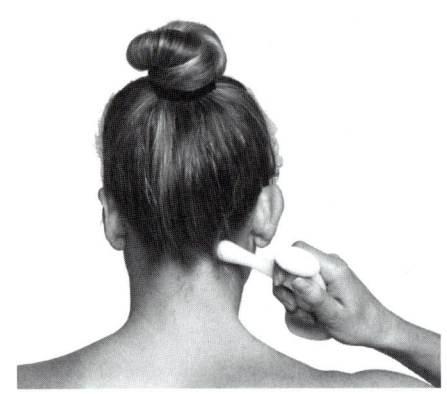

terkopf hinunter, bis Sie, etwa in Höhe des Haaransatzes, zum weichen Ansatz der Nackenmuskeln gelangen. Es empfiehlt sich, die Stirn nach vorne auf ein Kissen zu legen. Schieben Sie den Therapiegriff zur Trigger-Manipulation kräftig hin und her.

Je stärker der Behandlungsdruck ist, desto größer werden auch die Behandlungs-schmerzen sein, aber die Mühe lohnt sich. Bereits nach wenigen Minuten werden Sie bemerken, daß der Druckschmerz deutlich nachläßt.

Tip: In diesem Haaransatzbereich können Sie auch ohne Therapiegel arbeiten

Stretching – ein wichtiger Bestandteil jeder Trigger-Behandlung
Machen Sie es sich zur Regel, verspannte Muskeln nach einer Trigger-Behandlung immer zu dehnen. In meiner Praxis unterstütze ich die Dehnung der Nackenmuskulatur mit dem NeckPull® (siehe S. 47). Diese Apparatur läßt sich exakt auf Problemzonen einstellen und übt einen gleichmäßigen und sanften Dehnungsreiz auf die Muskeln aus. Bei besonders hartnäckigen Nackenproblemen benut-zen meine Patienten den NeckPull® sogar mehrmals täg-lich zu Hause. Die Erfolge der Trigger-Behandlung in Kom-bination mit der NeckPull®-Therapie sind wirklich überzeugend, und ich habe schon die härtesten Nacken-muskeln und versteiften Wirbelsäulen wieder beweglich bekommen.

Dehnübung

Die Dehnung der Nackenmuskulatur erfolgt in drei Schritten. Führen Sie diese Übungen möglichst mehrmals täglich aus, und bleiben Sie etwa 15 Sekunden in jeder Position.

Schmerzen von Kopf, Gesicht, Kiefer, Zähnen, Nacken und oberer Rücken

⇨ Verschränken Sie als erstes beide Hände hinter dem Kopf, neigen Sie den Kopf nach vorne, und ziehen Sie ihn durch das Gewicht der Arme allmählich weiter nach unten.

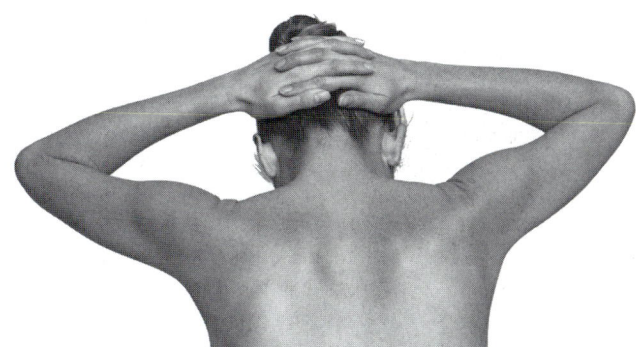

⇨ Halten Sie die Arme weiter in dieser Position, drehen Sie den Kopf nun etwas zur Seite, und bleiben Sie in dieser Stellung etwa 15 Sekunden.

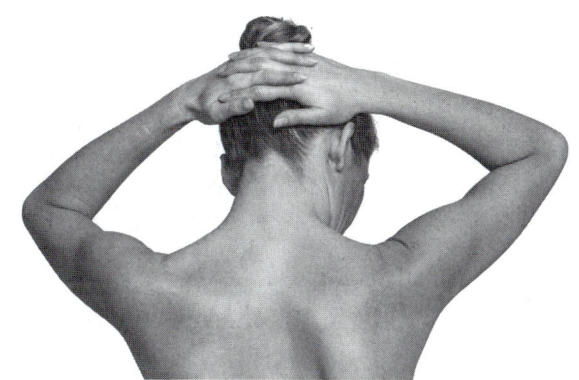

⇨ Verstärken Sie nun den Zug durch das Gewicht der Arme, und drehen Sie den Kopf so weit wie möglich zur Seite

Führen Sie die gleiche Übungsfolge nun für die andere Seite durch.

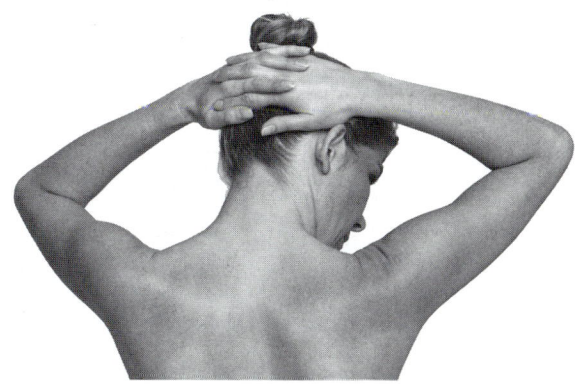

Sternocleido – der Kopfwendermuskel

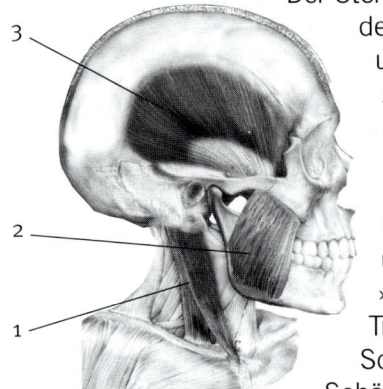

Der Sternocleido ist ein langgestreckter Halsmuskel, der hinter dem Ohr ansetzt, seitlich vorne am Hals herunterläuft und an Brust- und Schlüsselbein befestigt ist (siehe Abb. links). Dieser Muskel dreht den Kopf und neigt ihn zur Seite. Eine lebenswichtige Aufgabe des Sternocleido-Muskels ist es, den Kopf bei Schleuderbewegungen zu bremsen. Bei einem Auffahrunfall beispielsweise fängt dieser Muskel ungeheuer große Stöße ab und verhindert dadurch, daß man sich buchstäblich »den Hals bricht«.

Trigger in diesem Muskel sind oft die Ursache für Schmerzen am Hinterkopf, hinter und im Ohr, an der Schädeldecke, im Wangen- und Schläfenbereich sowie über den Augen und an der Stirn. Darüber hinaus können Schwindelgefühle, Übelkeit, Sehstörungen, Tränen der Augen, Schnupfen, Nebelhöhlenbeschwerden und Zahnschmerzen hervorgerufen werden.

Trigger im Kopfwendermuskel werden durch Tätigkeiten aktiviert, bei denen der Kopf zurückgeneigt wird. Dazu gehören so beliebte Sportarten wie Golf oder Tennis. Doch auch ruckartige Zurückbewegungen des Kopfes, wie sie etwa typisch bei einem Schleudertrauma sind, überlasten den Sternocleido und reizen Trigger-Punkte.

**Muskeln
an Kopf und Hals
1: Sternocleido
2: Masseter
3: Temporalis**

So geht die Trigger-Behandlung

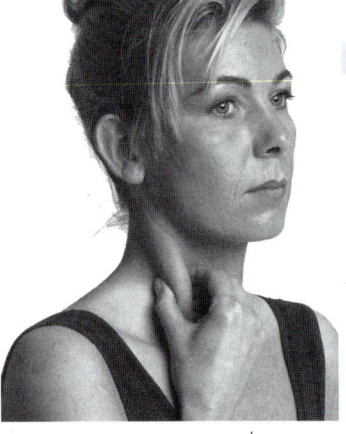

⇒ Bei der Trigger-Behandlung arbeiten Sie am besten mit den Händen. Nehmen Sie dazu den Sternocleido wie mit einer Zange zwischen Daumen und Zeigefinger. Kneten Sie vom Muskelansatz hinter dem Ohr nach unten zum Schlüsselbein. Massieren Sie vor allem die Stellen intensiv, an denen Sie schmerzhafte Trigger-Punkte finden.

**Der Zangengriff für die Trigger-
Behandlung des Sternocleido**

Dehnübung

Wie zur Unterstützung jeder Trigger-Behandlung sollten Sie auch den Sternocleido kräftig in alle Richtungen dehnen. Es empfiehlt sich, diese Übungen etwa alle zwei Stunden zu wiederholen und jede Position für 10 bis 15 Sekunden zu halten. Falls Sie weniger Zeit haben, können Sie die Dehnübungen auch zweimal am Tag durchführen und dabei jeweils zwei Minuten in einer Stellung bleiben:

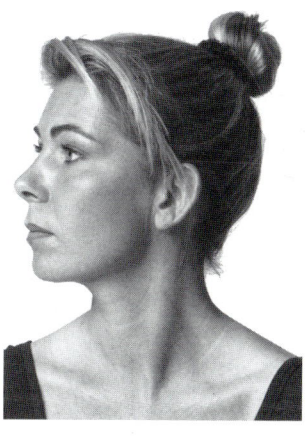

➯ Lassen Sie beide Hände locker seitlich herunterhängen, und drehen Sie dann den Kopf langsam in eine Richtung.

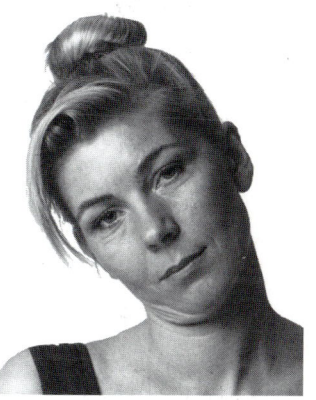

➯ Neigen Sie den Kopf weiter zur Schulter. Beachten Sie dabei, daß Sie die Schultern nicht nach oben ziehen oder den Kopf verdrehen.

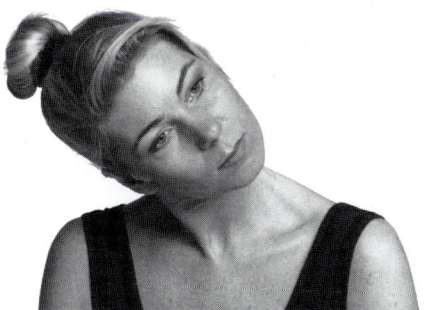

➯ Im nächsten Schritt wenden Sie aus dieser Position den Kopf schräg nach oben. Dabei wird das Ohr von der Schulter weg nach vorne bewegt. Führen Sie die drei Dehnungsschritte nun entsprechend auch für die andere Seite aus.

Masseter – der Kaumuskel

Der Masseter-Muskel gehört zur Kaumuskulatur und wird täglich sehr beansprucht. In der Abbildung auf Seite 68 erkennen Sie, wie sich der Muskel vom Jochbein bis zum äußeren Unterkiefer herunterzieht. Trigger in diesem Bereich verursachen häufig Zahn-, Kiefer- und Kiefergelenkschmerzen, die bis in die Ohrgegend und zu den Augenbrauen ausstrahlen können.

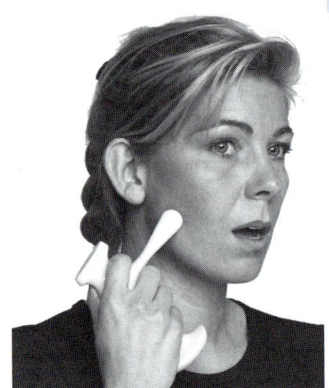

Trigger-Behandlung
des Masseter

So geht die Trigger-Behandlung

▷ Bei der Trigger-Manipulation am Masseter-Muskel sollten Sie den Mund etwas geöffnet halten, wodurch der Masseter während der Behandlung leicht gedehnt wird. Reiben Sie mit dem Therapiegriff in kreisförmigen Bewegungen über den gesamten Muskel.

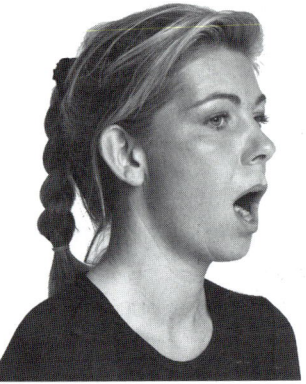

Dehnung des Masseter
und Temporalis

Dehnübung

▷ Zur Dehnung der Masseter-Muskeln genügt es, wenn Sie mehrmals täglich den Mund für 15 Sekunden so weit wie möglich öffnen.

Temporalis – der Schläfenmuskel

Der Temporalis-Muskel ist ein großer Muskel, der vom Scheitelbein seitlich den Kopf herunter bis zum Unterkiefer reicht (siehe Abbildung S. 68). Sie ertasten den Muskel, indem Sie immer wieder kurz die Zähne aufeinanderbeißen: Sie spüren das Zusammenziehen des Temporalis und tasten von der Schläfe nach oben in Richtung Scheitel und nach hinten in Richtung Ohr. Gereizte Trigger-Punkte in diesem Bereich sind oft die Ursache für Zahnschmerzen, Kopfschmerzen über dem Auge, im Schläfenbereich und in der Gegend des Scheitelbeins.

Der Temporalis reagiert vor allem auf Zugluft außerordentlich empfindlich. Klimaanlagen, Autofahrten bei geöffneten Fenstern oder kräftiger Wind können diesen Muskel überreizen und Trigger aktivieren.

Bitte beachten Sie: Lesen Sie Einzelheiten über Behandlungstechnik, -dauer und Griffhaltung auf den Seiten 22 bis 25 nach.

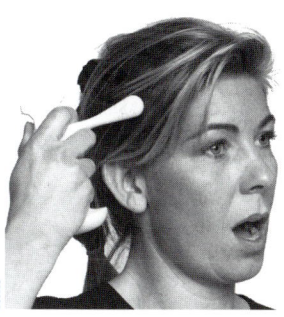

Trigger-Behandlung des Temporalis

So geht die Trigger-Behandlung

▷ Die Behandlung des Temporalis erfolgt wieder bei leicht geöffnetem Mund. Massieren Sie mit dem Therapiegriff mit kurzen, aber kräftigen Bewegungen.

Dehnübung

Die Dehnungsbehandlung des Temporalis ist die gleiche wie des Masseter-Muskels (Abbildung linke Seite unten):

▷ Öffnen Sie mehrmals täglich für etwa 15 Sekunden den Mund so weit wie möglich. Falls Sie dazu während die Tages keine Gelegenheit haben, sollten Sie diese Übung morgens und abends jeweils zwei Minuten durchführen.

Schmerzempfindliche Zähne

Kennen Sie das auch, daß Ihre Zähne auf heiße oder kalte Getränke oder Speisen mit Schmerzen reagieren? Schmerzen und Temperaturüberempfindlichkeit an den Zähnen stellen besondere Probleme in Zahnarztpraxen dar, die jedoch mit der Cranio-Mandibular-Therapie (S. 33) und der Trigger-Manipulation

(S. 16) häufig schnell und erfolgreich behandelt werden können. Die folgenden Therapieverläufe wurden mir von Zahnärzten, die meine Kurse in Osteopraktik besucht hatten und ihre neuen Erkenntnisse in ihrer Praxis einsetzten, berichtet:

Fallbeispiele aus dem Praxisalltag

Empfindliche Zähne

Eine 42jährige Zahnärztin litt seit über einem Jahr an ständig wiederkehrenden Zahnschmerzen an ihrem dritten linken unteren Backenzahn. Obwohl der Zahn frei von Karies war und auch am Röntgenbefund keine Ursachen festgestellt werden konnten, schrie sie schon beim leisesten Druck auf den Zahn auf. Ihre Beschwerden verstärkten sich im Laufe der Monate so sehr, bis sie nicht mehr durch den Mund atmen und nur noch lauwarme Getränke zu sich nehmen konnte.

Nachdem sie und ihr Ehemann – selbst Zahnarzt – bei mir an einem Kurs teilgenommen hatten, behandelte er ihre Unterkiefermuskulatur in wöchentlichen Abständen mit der Trigger-Manipulation. Schon nach der ersten Behandlung ließ die Berührungsempfindlichkeit des Zahnes merklich nach, nach der zweiten Behandlung konnte sie wieder heißen Kaffee trinken, und nach der dritten Behandlung reagierte sie auch auf kalte Luft nicht mehr empfindlich.

Aufbißbeschwerden

Eine 25jährige Frau hatte seit drei Jahren starke Aufbißbeschwerden, die von mehreren Zahnärzten, Kieferorthopäden und Hals-Nasen-Ohren-Ärzten erfolglos behandelt wurden. Sie versuchte die verschiedensten Aufbißschienen und sanfte Massagen – ohne anhaltende Besserung. Nach nur zwei Trigger-Behandlungen des Kaumuskels klangen die Beschwerden gänzlich ab.

Lokale Zahnschmerzen

Ein 42jähriger Patient wurde von ständig wiederkehrenden Zahnschmerzen an einem linken unteren Backenzahn geplagt. Nachdem eine Kunststofffüllung durch ein Inlet ersetzt worden war, verstärkten sich die Schmerzattacken sogar noch. Nach weiteren Experimenten mit Zahnfüllungen wurde schließlich, obwohl das Röntgenbild völlig normal war, eine Wurzelbehandlung durchgeführt – wiederum ohne Erfolg. Eine einmalige 15minütige Trigger-Behandlung des Kaumuskels genügte jedoch, um die Beschwerden anhaltend zu beseitigen.

Heiß-Kalt-Empfindlichkeit

Ein 35jähriger Zahnarzt litt an extremer Heiß-Kalt-Empfindlichkeit an einem rechten oberen Backenzahn. Alle Behandlungen mit Aufbißschienen, Heilinjektionen, Akupunktur und mehrfache Erneuerungen der Füllungen brachten keine Besserung. Schon die erste 15minütige Trigger-Behandlung seines Kaumuskels brachten drei Tage Schmerzfreiheit. Nach drei weiteren Behandlungen war er völlig beschwerdefrei.

Zähnepressen und -knirschen

Eine 35jährige Patientin drohte ihrem Zahnarzt, der sie in den letzten 20 Jahren betreut hatte, mit einem sofortigen Arztwechsel, wenn er nicht zwei Keramikkronen, die wiederholt durch Zähnepressen und -knirschen abgesprungen waren, entfernen würde. Damit wollte sich der Zahnarzt allerdings nicht zufrieden geben. Bei einer Untersuchung ihrer Kaumuskulatur fand er viele Trigger. Als diese behandelt wurden, normalisierte sich der Biß der Patientin sofort. Weitere Trigger-Behandlungen im Nacken- und Schultermuskelbereich sowie die Cranio-Mandibular-Therapie beseitigten das Pressen und Knirschen.

Schulterschmerzen

In den letzten Jahren konnten man einen starken Anstieg an Schmerzsymptomen in der Schultergegend beobachten. Einseitige und vorwiegend sitzende Tätigkeiten, Bildschirmarbeiten, zu wenig Bewegung oder zu starke Beanspruchung des Schulterbereichs, zum Beispiel durch Sport, gelten oft als Ursachen.

Eine Trigger-Therapie im Schultermuskulaturbereich gestaltet sich – ähnlich wie bei der Nackenmuskulatur – oftmals mühsam, da man aus der Vielzahl der Muskeln, die an den Bewegungen der Schultern und Arme beteiligt sind, die schmerzverursachenden herausfinden muß. Daneben strahlen gereizte Trigger-Punkte in vielen Fällen in Richtung Nacken und Schulterblätter aus. So können Trigger in den hinteren Schulterblattmuskeln an der Vorderseite der Schultern Schmerzen auslösen.

Ursachen von Schulterbeschwerden sind einseitige und sitzende Tätigkeiten

Bei der Behandlung von Schulterproblemen ist es also wichtig, die Funktionszusammenhänge der Muskeln zu berücksichtigen. Denn nur auf dieser Grundlage kann jeweils die richtge Behandlungsweise gefunden werden. Das Wissen um diese Zusammenhänge birgt auch oftmals den Schlüssel für die Behandlung von schwierigen und chronischen Schulterproblemen, deren Lösung in der Schulmedizin oftmals nur noch in einer Operation gesehen wird.

Im folgenden möchte ich Ihnen die wichtigsten Muskeln im Schulterbereich vorstellen: Supraspinatus, Infraspinatus, Subscapularis, Deltoideus und Pectoralis major. Zu jedem Muskel finden Sie je eine Methode zur Selbstbehandlung und die entsprechende Dehnungsübung.

Supraspinatus – der Obergrätenmuskel

Der Supraspinatus befindet sich am oberen Teil des Schulterblattes und wird vom großen Rückenmuskel Trapezius vollständig überlagert (siehe Abb. S. 59). Gereizte Trigger in diesem Muskel verursachen Schmerzen in der gesamten Schultergegend, die bis zu den Ellenbogen und in die Unterarme ausstrahlen können. Oft werden diese Symptome mit einer Schleimbeutelentzündung verwechselt.

So geht die Trigger-Behandlung

Da der Supraspinatus vom Trapezius-Muskel überdeckt wird, muß die Behandlung mit kräftigem Druck ausgeführt werden. Am besten können Trigger in diesem Muskel mit dem spitzen Ende des Therapiegriffs erreicht werden.

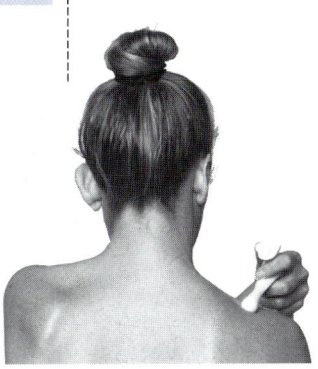

Der Supraspinatus liegt unter dem Trapezius im oberen Teil des Schulterblattes

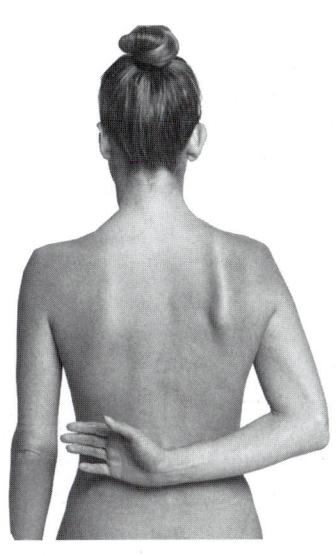

Wenn die Hand auf dem Rücken ist, muß sich der Oberarm nach innen drehen. Dadurch werden Supra- und Infraspinatus gedehnt

▷ Behandeln Sie sich selbst, winkeln Sie einen Arm auf dem Rücken an (sogenannter »Schürzengriff«, Abb. links) und führen mit der freien Hand den Therapiegriff kräftig über den gesamten Muskel (Abbildung oben).

Pharaonengriff bei der Partnerbehandlung

▷ Bei einer Partnerbehandlung empfiehlt sich als Behandlungsposition der Pharaonengriff: Überkreuzen Sie dazu beide Arme vor der Brust, die Hände liegen jeweils auf der gegenüberliegenden Schulter.

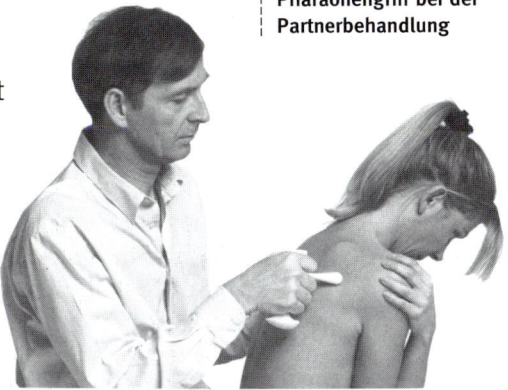

Dehnübung

Um den Supraspinatus zu dehnen, reicht in der Regel der »Schürzengriff« (siehe S. 75, Abb. oben links):

▷ Stellen Sie sich aufrecht hin, und legen Sie abwechselnd einen Arm mit gebeugtem Ellenbogen in Höhe der Hüften auf den Rücken. Der andere Arm hängt locker herunter. Danach wechseln Sie die Seite.

Infraspinatus – der Untergrätenmuskel

Unterhalb des Supraspinatus-Muskels befindet sich der Infraspinatus-Muskel. Dieser erstreckt sich hinterhalb des Schulterblattes, seine Trigger verursachen Schmerzen zwischen der Brustwirbelsäule und den Schultblättern sowie an der hinteren und vorderen Schulter. Teilweise ziehen sich die Schmerzreize bis in die Hände.

So geht die Trigger-Behandlung

Die Behandlungsposition für die Selbsttherapie gleicht der für den Supraspinatus-Muskel.

▷ Dehnen Sie den Infraspinatus für die Trigger-Behandlung mit dem »Schürzengriff« vor: Der Arm der schmerzenden Seite wird angewinkelt am Rücken so weit wie möglich zwischen den Schulterblättern hochgezogen (S. 75 oben).
▷ Die Trigger-Manipulation wird am besten von einem Partner mit dem Therapiegriff durchgeführt. Nehmen Sie dazu die Pharaonengriff-Stellung ein: Beide Arme werden vor der Brust überkreuzt. Die Arme liegen auf den gegenüberliegenden Schultern. Die Behandlungsposition sehen Sie auf Seite 75 unten.
▷ Zur Selbstbehandlung bleiben Sie in der Dehnposition und führen mit der freien Hand die Therapiestange.

Dehnübung

Die Dehnungsbewegung des Infraspinatus-Muskels ist die gleiche wie beim Supraspinatus (siehe S. 75, Abb. oben links):

▷ Legen Sie jeweils einen Arm angewinkelt in Höhe der Hüfte auf den Rücken, der andere Arm hängt locker zur Seite herab. Sie sollten ein leichtes Ziehen in der Schulter verspüren.

Subscapularis – der Unterschulterblattmuskel

Der Subscapularis liegt an der Innenseite des Schulterblattes, also zwischen den Rippen und dem Schulterblatt. Trigger in diesem Muskel lösen Schmerzen im hinteren und oberen Schulterbereich, in der Gegend des Schulterblattes und im hinteren Unterarm bis zum Handgelenk aus. Die sogenannte »frozen shoulder« ist ein anderes Symptom, das von Verspannungen in diesem Muskel hervorgerufen wird. Die Schulter fühlt sich wie »eingefroren« an und kann kaum mehr bewegt werden.

So geht die Trigger-Behandlung

Da der Subscapularis-Muskel an der Innenseite des Schulterblattes liegt, kann er nur von den Achselhöhlen aus erreicht werden. Die meisten Trigger-Punkte befinden sich allerdings auch am Außenrand, also in Richtung zu den Achselhöhlen, und können somit leicht therapiert werden.

▷ Strecken Sie den Arm der schmerzenden Schulter waagrecht zur Seite, und suchen Sie dann mit dem Zangengriff, das heißt mit Daumen und Zeigefinger, nach Triggern, die Sie dann mit den Fingern behandeln.

Bitte beachten Sie: Lesen Sie Einzelheiten über Behandlungstechnik, -dauer und Griffhaltung auf den Seiten 22 bis 25 nach

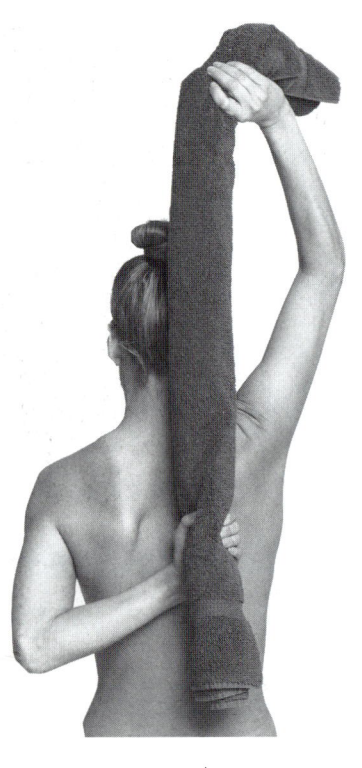

Dehnübung

⇨ Als erstes ziehen Sie den Arm der schmerzenden Seite durch kräftigen, aber gleichmäßigen Zug des anderen Armes nach
oben. Verwenden Sie dazu beispielsweise
ein Handtuch.

⇨ Ist der Subscapularis auf diese Weise vor-
gedehnt, wird der Arm ohne weitere Unterstützung so weit wie möglich zwischen
den Schulterblättern hochgezogen.

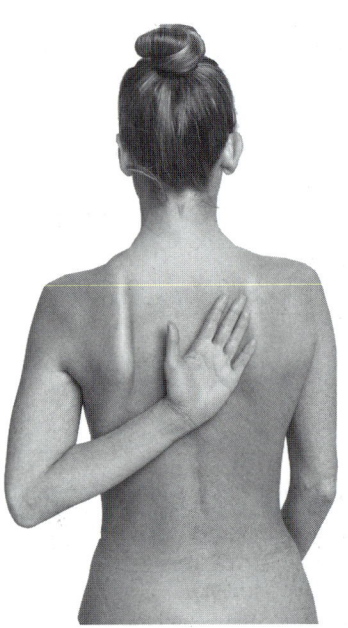

Deltoideus – tiefliegender Schulterschmerz

Der Deltoideus-Muskel umschließt die Schulter von vorne bis hinten. In der Abbildung auf Seite 59, Nr. 5, sehen Sie seine Lage in der Rückenansicht. Trigger in diesem Muskel können von der Schulter bis zu den Ellenbogen ausstrahlen.

So geht die Trigger-Behandlung

▷ Führen Sie dazu den Arm der Seite, die behandelt wird, verschränkt über die Brust zur Gegenseite, und massieren Sie mit dem Therapiegriff über die gesamte Schulterkugel.

Dehnübung

▷ Dehnen Sie den Deltoideus-Muskel zuerst seitlich. Winkeln Sie dazu den Arm der schmerzenden Seite an, und führen Sie ihn so weit wie möglich vor der Brust zur Gegenseite.
▷ Zur Dehnung des hinteren Teils ziehen Sie dann den gestreckten Arm mit der Gegenhand nach vorne zur Gegenseite.

Trigger-Behandlung des Deltoideus

▷ Die vorderen Deltoideus-Anteile werden gestreckt, indem der Arm von unten aus nach hinten hochgezogen wird.

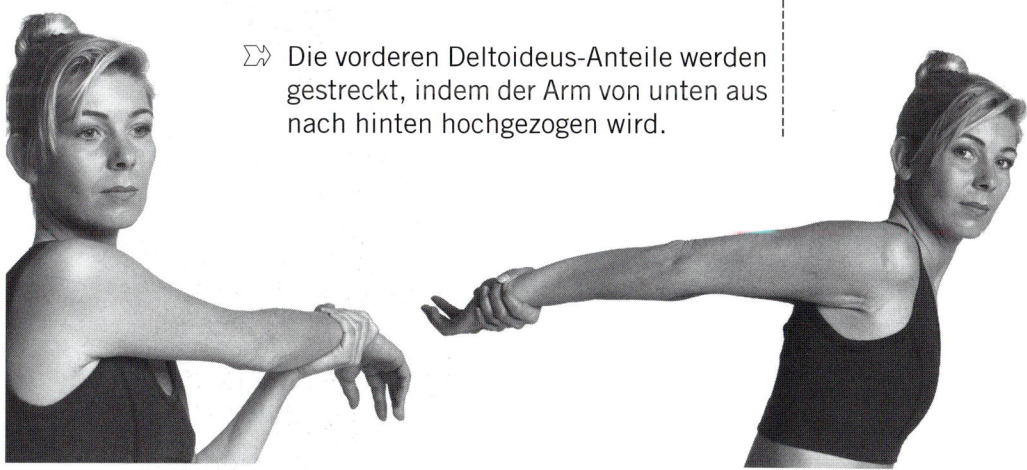

Dehnung hinterer Deltoideus

Dehnung vorderer Deltoideus

79

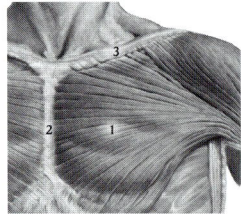

1: Pectoralis
2: Brustbein
3: Schlüsselbein

Pectoralis major – der große Brustmuskel

Der große Brustmuskel Pectoralis major zieht sich vom Schlüsselbein, Brustbein und Rippen bis zum oberen Armansatz. Er bewegt die Schultern und damit die Arme in verschiedene Richtungen. Trigger in diesem Muskel lösen Schmerzen an der vorderen Schulter, der Brust und in den Achselhöhlen aus, die auf der Unterseite des Armes bis zu den Ellenbogen und in die Finger ausstrahlen können. Diese Symptome ähneln in manchen Fällen den Schmerzen, die bei einem Herzinfarkt auftreten.

So geht die Trigger-Behandlung

Bitte beachten Sie:
Lesen Sie Einzelheiten
über Behandlungs-
technik, -dauer und
Griffhaltung auf den
Seiten 22 bis 25 nach

Zur Trigger-Behandlung im Pectoralis legen Sie sich am besten flach auf den Rücken:
▷ Strecken Sie den Arm der schmerzenden Seite waagrecht zur Seite, wodurch der Pectoralis leicht gedehnt wird.
▷ Untersuchen Sie nun den gesamten Bereich gründlich nach Trigger-Punkten, die Sie dann entweder mit den Fingerspitzen oder dem Therapiegriff behandeln.

Dehnübung

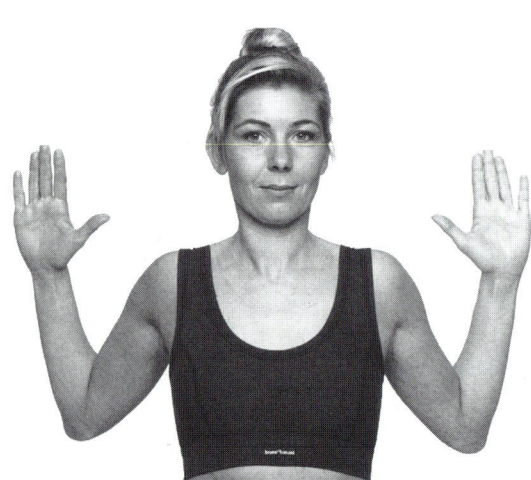

Für die Dehnung des Pectoralis stellen Sie sich in einen Türrahmen:

▷ Winkeln Sie beide Arme seitlich an. Lehnen Sie sich dann mit den Handflächen kräftig gegen den Türrahmen

Dehnung des Pectoralis,
erster Schritt

Schulterschmerzen

▷ Richten Sie sich wieder auf, winkeln Sie beide Arme im 90-Grad-Winkel waagrecht an und stützen Sie sich abermals in den Türrahmen. Dehnen Sie nur so weit, daß Sie keine Schmerzen verspüren.

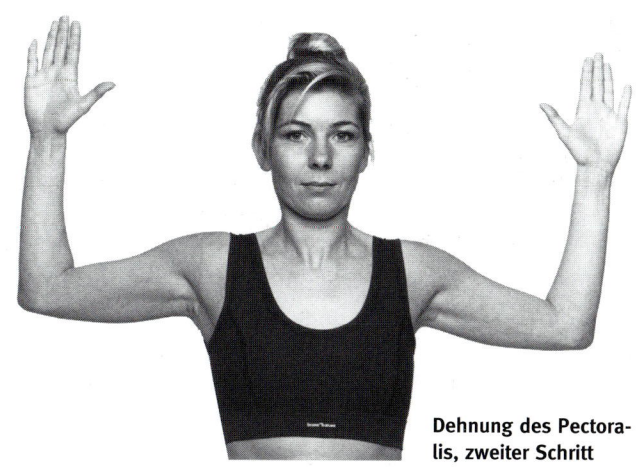

Dehnung des Pectoralis, zweiter Schritt

▷ Um auch den unteren Pectoralis zu dehnen, winkeln Sie beide Arme wieder seitlich an, strecken diese nun aber nach oben, bis Sie einen deutlichen Zug verspüren.

Versuchen Sie, diese Dehnungsübungen mehrmals täglich durchzuführen, und bleiben Sie in jeder Position wenigstens 10 bis 15 Sekunden. Alternativ können Sie die Übungsfolge morgens und abends durchgehen, dann allerdings mit einer Dehnungsdauer von mindestens zwei Minuten in jeder Stellung.

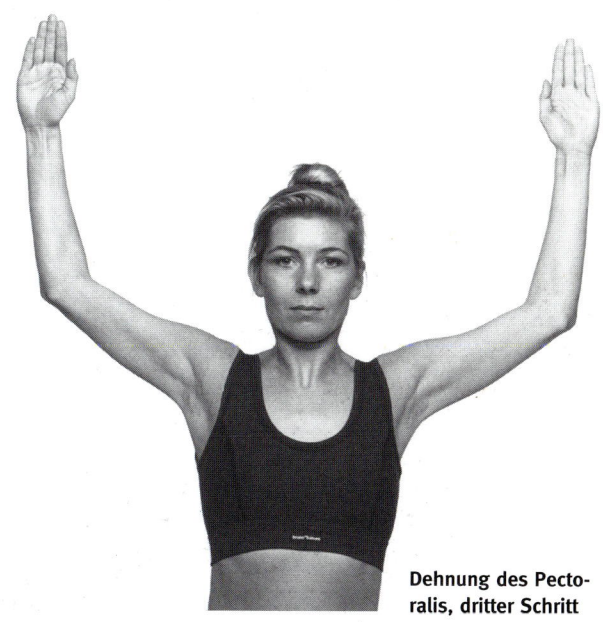

Dehnung des Pectoralis, dritter Schritt

Rückenschmerzen

Herr S., 42 Jahre, wurde über mehrere Jahre von Schmerzen im Lendenrückenbereich geplagt, die auf beide Gesäßhälften ausstrahlten. Zwei Jahre, nachdem die Schmerzanfälle eingesetzt hatten, wurde nur eine leichte Bandscheibenvorwölbung festgestellt. Behandlungen mit Spritzen, Krankengymnastik, Massagen, Fango-Wärmeanwendungen, Rückenschule, Entspannungs- und Muskelaufbautraining brachten jeweils nur kurzzeitige Besserung. Herr S. konsultierte sogar einen Psychiater, der eine Depression diagnostizierte. Doch auch ein Jahr Psychotherapie und Antidepressiva änderten nichts an den Rückenschmerzen. Da sich sein Krankenstand auf durchschnittlich vier Wochen im Jahr erhöhte, mußte er, neben seinen körperlichen Beschwerden, auch noch gegen Schwierigkeiten an seinem Arbeitsplatz ankämpfen. Als die Schmerzattacken immer häufiger und stärker auftraten, konnte er überhaupt nicht mehr arbeiten. Als ich Herrn S. untersuchte, fand ich Trigger in der Rücken- und Gesäßmuskulatur. Bereits nach drei Behandlungen nahmen die Schmerzen schon deutlich ab. Nach weiteren sechs Wochen, in denen Herr S. lernte, sich auch selbst zu behandeln, war er wieder schmerzfrei. Seitdem fühlt er sich seelisch und körperlich in bester Verfassung.

Unspezifische Rückenschmerzen, also solche ohne erkennbare Ursache, machen das Gros der Beschwerden aus

Die Schulmedizin teilt Rückenschmerzen in zwei große Gruppen ein: spezifische Rückenschmerzen, die auf Deformationen und Erkrankungen an der Wirbelsäule zurückzuführen sind, und unspezifische Rückenschmerzen, bei denen keine erkennbare Ursache festzustellen ist. Den größten Anteil mit etwa 85 Prozent stellen in den Arztpraxen die unspezifischen Rückenschmerzen dar. Natürlich sollte sich jeder freuen, zu dieser letzten Gruppe zu gehören. Dennoch ist es häufig sehr frustrierend, wenn nach jahrelangen Odysseen zu verschiedenen Fachärzten keine Gründe für die oft unerträglichen Schmerzen gefunden werden können. In manchen Fällen werden die Beschwerden als rein psychosomatische Symptome oder sogar als eingebildet abgetan. Vielen Schmerzpatienten beginnen deswegen mit einer psychosomatische Therapie. Leider wird dabei oft die Psyche überbetont und die körperlichen (somatischen) Aspekte ignoriert.

Rückenschmerzen in der Osteopraktik

Im Gegensatz zur Schulmedizin, die sich bei der Diagnose und Therapie von Rückenleiden hauptsächlich auf den Knochenbau konzentriert und den Muskelapparat rein funktional behandelt, finde ich bei den meisten Patienten mit sogenannten unspezifischen Rückenbeschwerden Muskelverdickungen (die Ihnen als Trigger, S. 18, bereits wohlbekannt sind) als Auslöser für die Schmerzen. Werden diese beseitigt, lösen sich die häufig schon chronischen Schmerzzustände in Wohlgefallen auf. Neben der Muskeltherapie ziehe ich die inneren Organe, das Myofaszial- (siehe S. 36), das Cranio-Sacral- (siehe S. 26) und das Cranio-Mandibular-System (siehe S. 33) in meine Behandlung mit ein. Verständlicherweise sind viele Patienten sehr beruhigt, wenn ihren Rückenleiden endlich auf den Grund gegangen wird. Mit den Verfahren der Osteopraktik konnte ich in den letzten Jahren Schmerzzustände, die teilweise schon über Jahrzehnte bestanden, erfolgreich lindern oder sogar vollständig beseitigen. Der folgende Krankheitsverlauf zeigt, daß die rein mechanischen Behandlungsmethoden der Osteopraktik auch für scheinbar nicht therapierbare Rückenprobleme eine Lösung bieten.

Späte Diagnose eines Bandscheibenvorfalls

Frau P., 36 Jahre, Ärztin, litt an ziehenden Schmerzen in Gesicht und Nacken, in den Schultern und Armen, die sich bis in die Finger zogen. Als sich die Beschwerden, für die zuerst keine Ursache festgestellt werden konnte, verschlimmerten, mußte sie ihren Beruf aufgeben. Nach einem weiteren Jahr, in dem sie viele Spezialisten konsultiert hatte, konnte endlich ein Bandscheibenvorfall der Halswirbelsäule nachgewiesen werden, von einer Operation wurde ihr allerdings abgeraten. Doch die folgenden ambulanten und stationären Behandlungen blieben erfolglos. Ein behandelnder Arzt

Der Rücken und
seine Muskeln
1 Nacken: Trapezius,
Nackenmuskeln
2 Oberer Rücken:
Trapezius,
Nackenmuskeln
3 Mittlerer Rücken:
Trapezius,
Nackenmuskeln
4 Lendenbereich:
Gluteus medius
5 Kreuzbein: Gluteus
maximus und medius,
Quadratus lumborum
6 Gesäß: Gluteus
maximus, medius,
minimus, Quadratus
lumborum, Piriformis

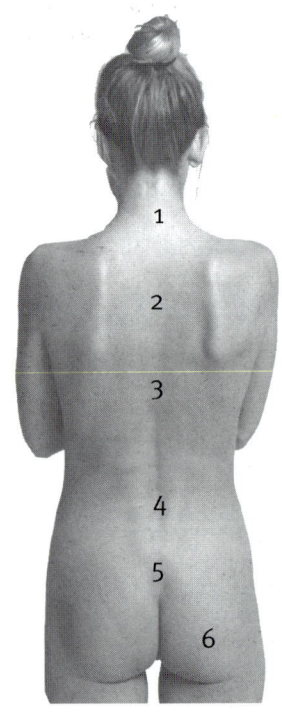

diagnostizierte eine Depression und glaubte nunmehr an eine psychosomatische Schmerzverstärkung. Doch auch eine mehrwöchige Therapie in einer psychosomatischen Klinik brachte keine Linderung der mittlerweile unerträglichen Schmerzen. Zwei Jahre, nachdem die Beschwerden eingesetzt hatten, kam Frau P. zu mir in die Praxis. Bei meiner Untersuchung fand ich tiefsitzende Trigger-Punkte in mehreren Rückenmuskeln. Die Behandlung mit der Trigger-Manipulation, dem NeckPull® und Akupunktur zog sich über einige Monate. Inzwischen kann Frau P. wieder ihrem Beruf nachgehen und erfreut sich bester Gesundheit.

Selbsthilfe bei Rückenschmerzen

Der Rücken wird allgemein in sechs Zonen unterteilt: den Nacken, den oberen und den mittleren Rücken, den Lendenbereich, das Kreuzbein und das Gesäß (siehe Abb. links). Diese Bereiche werden wiederum von verschiedenen Muskeln dominiert, denen im Bewegungsapparat bestimmte Aufgaben zukommen. Zu den wichtigsten Rückenmuskeln zählen der Lendenmuskel (Quadratus lumborum), der große, mittlere und kleine Gesäßmuskel (Gluteus maximus, medius und minimus) und der Piriformis, der bei Ischiasnervreizungen eine entscheidende »Mittäterschaft« übernimmt. Gereizte Trigger in diesen Muskeln verursachen Schmerzen, die – mit Ausnahme des großen Gesäßmuskels – meist auf andere Körperbereiche ausstrahlen.

Bevor Sie mit einer Selbstbehandlung beginnen, ist es wichtig, daß Sie sich kurz mit den Funktionszusammenhängen vertraut machen. Lokalisieren Sie dann Ihr Schmerzzentrum, und behandeln Sie grundsätzlich zuerst diesen Bereich mit der Trigger-Manipulation, bevor Sie auch an anderen Stellen nach Triggern suchen.

Quadratus lumborum –
wenn Rückenschmerzen nicht weggehen wollen

Der viereckige Rückenmuskel Quadratus lumborum erstreckt sich vom Unterrand der zwölften Rippe entlang der Lendenwirbelsäule bis hinunter zur hinteren Beckenschaufel (siehe Abb. rechts). Von außen wird er vom Latissimus-Muskel überdeckt.

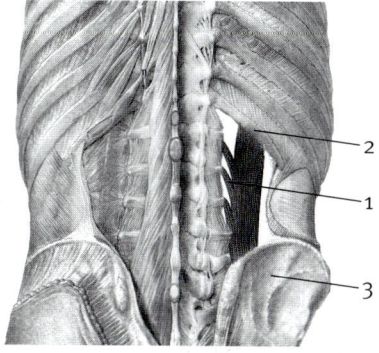

Die Aufgaben des Quadratus lumborum sind im Sinne des Wortes rückgratbildend: Er stabilisiert die Lendenwirbelsäule, neigt sie zur Seite, hebt die Hüften und wird auch bei Husten aktiv. Bei heftigem Husten können Trigger in diesem Bereich so stark irritiert werden, daß sie anfallartige Rückenschmerzattacken auslösen. In der Regel sind Trigger in diesem großen Rückenmuskel für Schmerzen im Bereich des Kreuzbein-Darmbein-Gelenks und der unteren Gesäßbacke verantwortlich. Ebenso im Bereich der oberen Darmbeinschaufel, wo die Schmerzen bis nach vorne in die Leiste ziehen, und im Bereich des Hüftgelenkkopfes.

1: Quadratus lumborum
2: Zwölfte Rippe
3: Beckenschaufel

Da der Quadratus lumborum die Wirbelsäule aufrecht hält, kann bereits eine leicht vornübergebeugte Körperhaltung, die über längere Zeit eingenommen wird, Trigger in diesem Muskel aktivieren. Sicher kennen Sie ähnliche Situationen: Sie sitzen stundenlang konzentriert über einem wichtigen Schriftstück, Ihre Körperhaltung ähnelt der eines Bücherwurms, und wenn Sie aufstehen wollen, durchfährt ein Schmerz Ihren Rücken wie ein Blitz. Der Quadratus lumborum meldet sich. Ist dieser Lendenmuskel stark verspannt, verschiebt sich der ganze Rücken und das Becken. Man kann nicht mehr gerade stehen oder gehen, in extremen Fällen kommt man nur noch auf allen Vieren vorwärts. Häufig werden die Schmerzen mit denen eines Bandscheibenvorfalls verwechselt. Wenn eine Röntgenaufnahme dann noch auf eine vorgefallene Bandscheibe hinweist, wird meist zu einer Operation geraten, die aber leider nichts an den Schmerzen ändert, weil die eigentliche Ursache für die Beschwerden, nämlich gereizte Trigger, nicht beseitigt werden.

Trigger in diesem großen Rückenmuskel verursachen Schmerzen wie bei einem Bandscheibenvorfall

Trigger-Behandlung des Quadratus lumborum

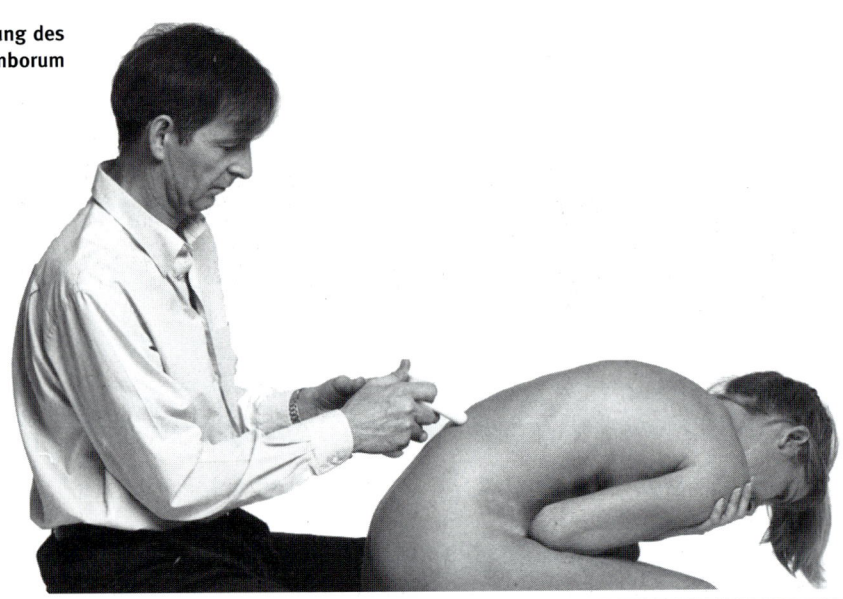

So geht die Trigger-Behandlung

Bitte beachten Sie: Lesen Sie Einzelheiten über Behandlungstechnik, -dauer und Griffhaltung auf den Seiten 22 bis 25 nach

Bei der Trigger-Manipulation des Quadratus lumborum empfiehlt sich der Therapiegriff oder für die Selbstbehandlung die Therapiestange:

▷ Setzen Sie sich so auf einen Stuhl oder Hocker, daß Sie mit den Füßen noch bequem den Boden erreichen.

▷ Spreizen Sie leicht die Beine, beugen Sie sich dann seitlich vornüber, und zwar entgegengesetzt zu der Seite, die Sie behandeln wollen. In dieser Stellung wird der Quadratus lumborum für die Trigger-Therapie leicht gedehnt.

▷ Therapieren Sie nun den Muskel mit dem Therapiegriff oder der Therapiestange sehr gründlich, um auch tiefsitzende Trigger zu erreichen. Das kann sehr schmerzhaft sein, weil meist bereits die oberflächlichen Schichten sehr verspannt sind. Nach den Behandlungen bilden sich außerdem oftmals tief dunkelblaue Flecken, die zwar gefährlich aussehen, aber nur ungefährliche Blutergüsse darstellen, die nach kurzer Zeit wieder vollständig verschwunden sind.

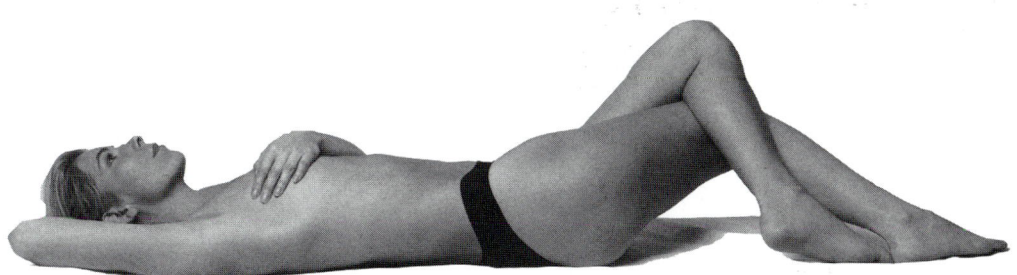

Dehnposition für den Quadratus lumborum

Dehnübung

Zur Dehnung des großen Lendenmuskels Quadratus lumborum legen Sie sich am besten flach auf den Rücken:

▷ Verschränken Sie die Arme hinter dem Kopf, die Beine stehen leicht angewinkelt nebeneinander.

▷ Zur Dehnung des rechten Quadratus lumborum legen Sie nun das linke Bein über das rechte, das durch das Gewicht weit nach links gebeugt wird.

▷ Um den linken Quadratus lumborum zu dehnen, gehen Sie entsprechend vor: Ziehen Sie das linke angewinkelte Bein mit Hilfe des rechten so weit wie möglich nach rechts.

Gluteus maximus – wenn das Sitzen unerträglich wird

Der große Gesäßmuskel Glutemus maximus zieht sich von der hinteren Darmbeinschaufel über das Steißbein zur Hüfte (siehe S. 88). Er hält die Hüfte beim Stehen gerade und wird vor allem beim Aufstehen, beim Laufen und beim Hochsteigen, beispielsweise beim Treppensteigen, beansprucht.

Gebeugte Körperhaltung reizt Trigger

Trigger in diesem unteren Rückenmuskel werden durch länger gebeugte Körperhaltung und beim Bergaufgehen aktiviert. Im Gegensatz zu den anderen großen Rückenmuskeln, die bei Verspannungen auch andere Körperbereiche beeinflussen, begrenzen sich die Trigger-Schmerzen des Gluteus maximus auf die Gesäßregion.

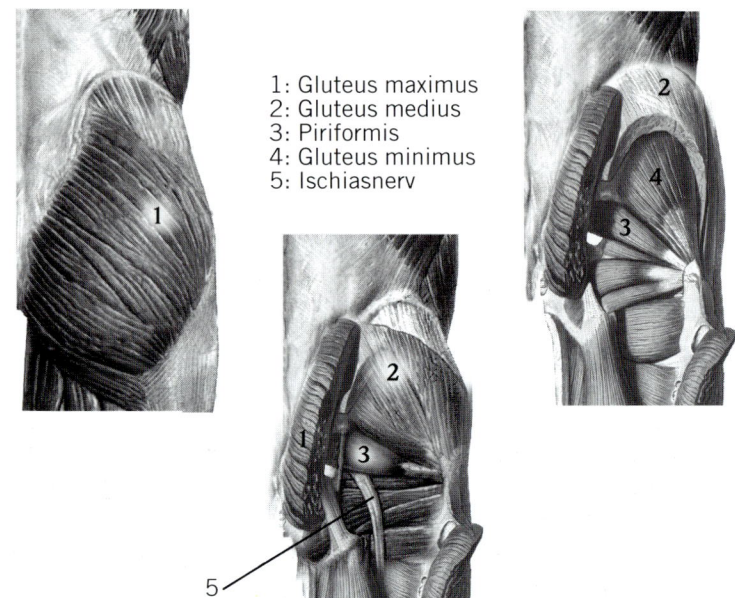

1: Gluteus maximus
2: Gluteus medius
3: Piriformis
4: Gluteus minimus
5: Ischiasnerv

So geht die Trigger-Behandlung

Bitte beachten Sie:
Lesen Sie Einzelheiten
über Behandlungs-
technik, -dauer und
Griffhaltung auf den
Seiten 22 bis 25 nach

Zur Trigger-Behandlung legen Sie sich am besten auf die Seite. Ziehen Sie das obere Bein dann so weit wie möglich zum Kinn. Beginnen Sie nun, den gedehnten Muskel mit dem Therapiegriff zu massieren.

Dehnübung

Zur Dehnung des Gluteus maximus legen Sie sich mit gestreckten Beinen auf den Rücken und ziehen abwechselnd die Beine so weit wie möglich zum Bauch (siehe Abb. rechte Seite oben). Unterstützen Sie diese Bewegung ruhig durch die Arme. Bleiben Sie einige Minuten in dieser Position.

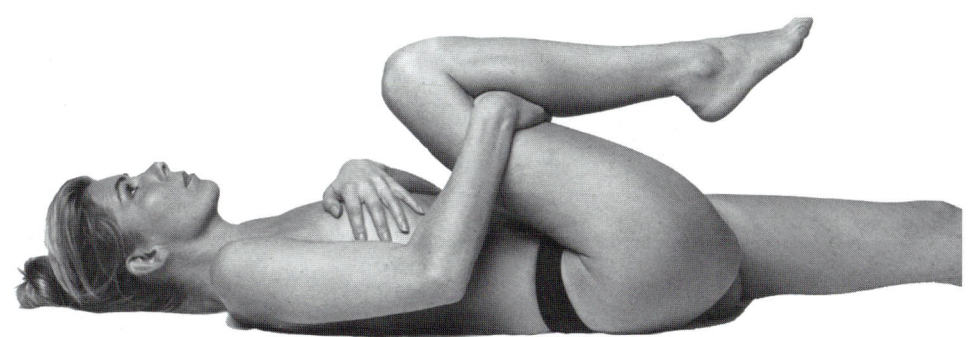

Dehnungsposition des Gluteus maximus

Gluteus medius – der Muskel, der keine Spritzen mag

Der mittlere Gesäßmuskel Gluteus medius sitzt zwischen der äußeren Darmbeinschaufel und dem Hüftknochen (siehe Abb. links, mittleres Bild). Zu seinen Aufgaben gehört es, das Becken beim Gehen aufrecht zu halten, das Bein zur Seite zu bewegen und das Hüftgelenk nach innen zu drehen.

Gereizte Trigger im Gluteus medius verursachen Schmerzen im Lendenwirbelbereich, die in der Medizin als Lumbalgie bezeichnet werden. Die Schmerzausbreitung geht vom Lendenbereich auf das Kreuzbein, entlang der Darmbeinschaufel, auf das Gesäß und den Hüftknochen.

Dieser mittlere der Gesäßmuskeln ist sehr druckempfindlich: Bereits eine dicke Geldbörse in der Gesäßtasche kann Trigger aktivieren. Weitere häufige Auslöser sind Gehen auf weichem Untergrund, Aerobic-Übungen oder Schlafen in der Embryonalstellung. Auch Spritzen, die von den Ärzten häufig direkt in diesen Muskel injiziert werden, können vorhandene stille Trigger reizen und Trigger sogar erst entstehen lassen. Leider sind derartige Fälle in meiner Praxis recht häufig. Oft wurden die Spritzen sogar gegen die Rückenschmerzen verabreicht – mit dem traurigen Resultat, daß die Beschwerden noch größer wurden.

Die Trigger-Aktivierung in diesem empfindlichen Muskel kann durch einige einfache Verhaltensregeln vermieden werden: Schlagen Sie die Beine beim Sitzen nicht übereinander, und setzen Sie sich beim Anziehen von Strümpfen oder Schuhen hin

So geht die Trigger-Behandlung

Bitte beachten Sie:
Lesen Sie Einzelheiten
über Behandlungs-
technik, -dauer und
Griffhaltung auf den
Seiten 22 bis 25 nach

Therapieren Sie Trigger im Gluteus medius mit dem Therapie-griff in der leichten Dehnposition (siehe Abb. unten):
Legen Sie sich auf die Seite, das untere Bein wird zum Bauch hochgezogen. Lassen Sie das obere Bein allmählich nach hinten gleiten. Dadurch kommen Ihnen die Trigger förmlich entgegen, was sich durch einen verstärkten Behandlungsschmerz bemerkbar macht. Auch hierbei kann es zu Beginn einer Behandlungsfolge zu großen blauen Flecken kommen. Bei weiteren Behandlungen läßt die Neigung zur Fleckenbildung allmählich nach.

Dehnübung

Zur Dehnung des Gluteus medius legen Sie sich an den Rand des Bettes oder einer Liege, das untere Bein wird zum Bauch hochgezogen, und lassen das obere Bein nach rückwärts herunterbaumeln. Führen Sie diese Übung zwei- bis dreimal täglich für jeweils zwei Minuten auf jeder Seite durch.

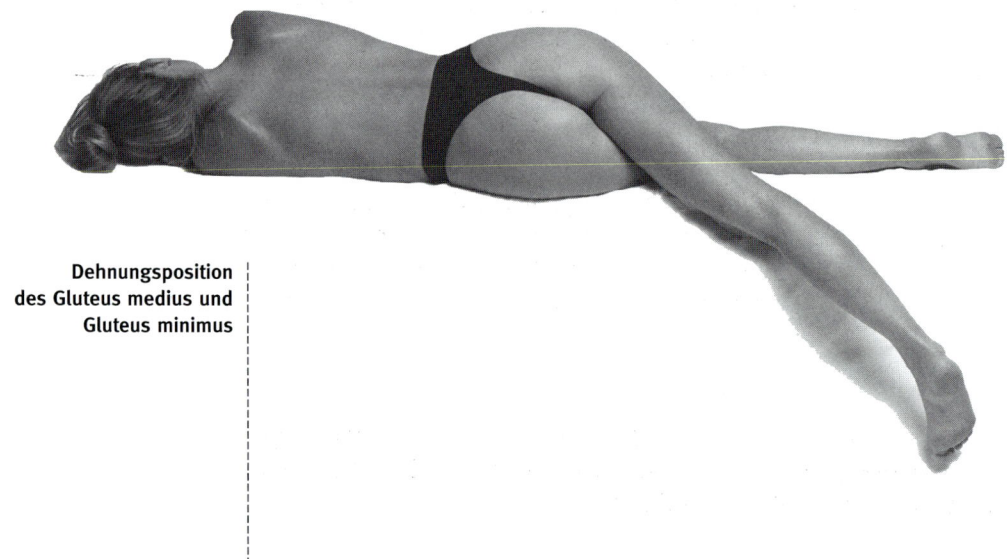

Dehnungsposition
des Gluteus medius und
Gluteus minimus

Gluteus minimus – der Ischias-Auslöser

Der kleine Gesäßmuskel Gluteus minimus liegt gleich unterhalb des Gluteus medius und ist an der äußeren Beckenschaufel und am Hüftgelenk befestigt (siehe Abb. auf S. 88, rechtes Bild). Die Aufgaben dieses Muskels sind dieselben wie beim mittleren Gesäßmuskel: Er hält das Becken beim Gehen waagrecht und hebt zusammen mit ihm das Bein seitlich an.

Die Trigger dieses kleinen Hüftgelenkmuskels werden oft durch Trigger im Quadratus lumborum (siehe S. 85) aktiviert, weshalb dieser meist mitbehandelt werden muß. Gereizte Trigger-Punkte im Gluteus minimus strahlen in die äußere untere Gesäßhälfte, von der Außenseite des Beines bis in die Fußknöchel und von der Beinhinterseite bis in die Wade. Die Schmerzen gleichen oft den Symptomen bei einer vorgefallenen Bandscheibe. Es kann sein, daß Trigger im Gluteus minimus durch einen Bandscheibenvorfall entstehen, gereizt oder noch verstärkt werden. Das erklärt auch, warum viele Patienten auch noch nach einer erfolgreichen Bandscheibenoperation weiterhin an Schmerzen im unteren Rückenbereich leiden. Die häufigsten Trigger-Auslöser sind Muskelüberlastung durch langes Gehen oder Sport. Doch auch Injektionen in diesen Muskel können unerträgliche, anhaltende Beschwerden auslösen, die wir als »Ischiasschmerzen« bezeichnen. Wie der Gluteus medius ist auch der Gluteus minimus sehr druckempfindlich.

Gereizte Trigger in diesem kleinsten Gesäßmuskel verursachen Symtome wie Ischiasnerv-Reizung

So geht die Trigger-Behandlung

Der Behandlungsvorgang bei der Trigger-Manipulation ist der gleiche wie beim Gluteus medius (siehe linke Seite). Da der Gluteus minimus aber unter diesem liegt, muß die Massage mit dem Therapiegriff und mit kräftigem Druck ausgeführt werden.

Dehnübung

Zur Dehnung des kleinen Gesäßmuskels Gluteus minimus eignen sich die gleichen Übungen wie beim darüberliegenden Gluteus medius (siehe linke Seite).

Piriformis – wenn das Hüftgelenk schmerzt

Dieser birnenförmige Muskel liegt unterhalb des Gluteus maximus und zieht sich von der Innenseite des Kreuzbeins durch eine Öffnung im Becken (der sogenannten »Ischiasöffnung«) zum Hüftgelenk (siehe Abb. auf S. 88, mittleres Bild). Da der Piriformis-Muskel stark anschwellen kann, reizt er gerade an diesem Engpaß, durch den sich, wie der Name schon sagt, auch der Ischiasnerv zieht, diesen und kann dadurch starke Schmerzen hervorrufen, die in das ganze Bein bis zu den Füßen ausstrahlen. Trigger in diesem Muskel können aber noch weitere, zum Teil erhebliche Probleme bereiten: Schmerzen am Iliosacralgelenk (Verbindung von Kreuz- und Darmbein), Gesäß und Hüfte. Diese Schmerzen ziehen sich in vielen Fällen am hinteren Oberschenkel bis zu den Kniekehlen hinunter.

Schwillt der Piriformis an, drückt er auf den Ischiasnerv

Vorbeugen ist besser als behandeln

Mit dem Behandlungsprogramm, das Sie auf den letzten Seiten kennengelernt haben, sind Sie in der Lage, den Ursachen für viele Rückenbeschwerden auf den Grund zu gehen und können erste Schritte in Richtung Genesung einleiten. Darüber hinaus sollten Sie Ihre Gewohnheiten genau unter die Lupe nehmen – denn Vorbeugung ist besser als jede noch so erfolgreiche Therapie. Ein häufiger Mißstand – oder besser Unterlassung – ist das Sitzen. Auch wenn der menschliche Körper eigentlich dafür gar nicht geschaffen ist, müssen die meisten Menschen in unserer Gesellschaft im Sitzen arbeiten. Die Folge davon kennt jeder: Nach längerem Sitzen verpüren Sie den Drang aufzustehen oder sich zumindest auf Ihrem Stuhl hin und her zu bewegen. Und wenn Sie außerdem unter Rückenbeschwerden leiden, werden Sie die schmerzlindernde Wirkung von etwas Bewegung zwischendurch sicherlich zu genießen wissen. Schon durch einige wenige Schritte werden die Muskeln entspannt und die Trigger wieder etwas beruhigt.

Rückenschmerzen

Der Piriformis bewegt zusammen mit den anderen Hüftmuskeln die Hüfte und übernimmt dabei die Rotationsbewegungen nach außen. Auch daß sich die Füße beim Gehen leicht nach außen drehen, fällt in den Aufgabenbereich dieses Hüftmuskels. Im Gegensatz zu vielen anderen Muskeln, deren Trigger bei Überlastung aktiviert werden, führt beim Piriformis eine häufige Entspannung, das heißt langandauernde Inaktivität, zur Bildung von schmerzenden Triggern. Eine dauernde Nichtbeanspruchung liegt beispielsweise bei langen Autofahrten vor, wenn das rechte Bein in leichter Außenrotation auf dem Gaspedal ruht.

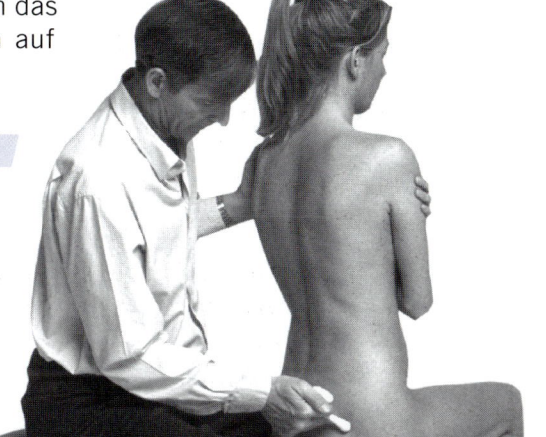

Trigger-Behandlung des Piriformis

So geht die Trigger-Behandlung

Trigger im Piriformis werden am besten mit dem Therapiegriff behandelt:

⇨ Setzen Sie sich auf einen Stuhl oder Hocker, und schlagen Sie das Bein der Seite, die behandelt werden soll, über das andere (siehe Abb. rechts). In dieser Stellung ist der Muskel für eine Trigger-Behandlung optimal gedehnt. Beginnen Sie nun mit der Massage.

Dehnübungen

Zur Dehnung des Piriformis legen Sie sich flach auf den Rücken:

⇨ Ziehen Sie ein Bein an, und setzen Sie es angewinkelt über das ausgestreckte andere Bein. Um zu verhindern, daß das Becken die Drehung mitmacht, halten Sie es mit der Hand am Boden (siehe Abb. rechte Seite).

⤳ Mit der anderen Hand drücken Sie das Knie des angewinkelten Beines so weit wie möglich zur Gegenseite. Bleiben Sie etwa zwei Minuten in dieser Stellung, und wechseln Sie dann die Seiten.

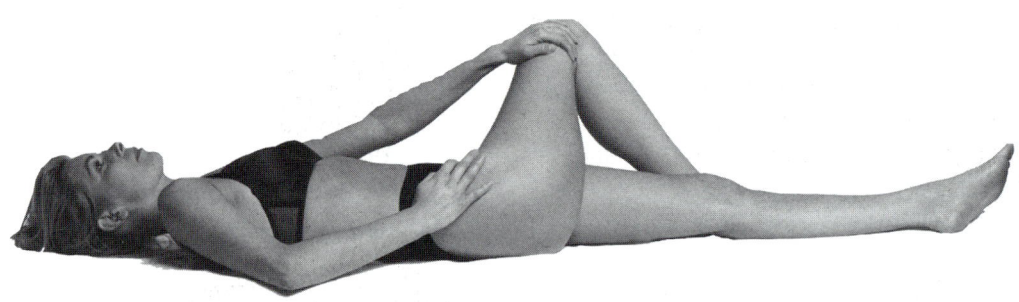

Dehnungsposition des Piriformis

Sich im Sitzen bewegen

Es ist sehr wichtig, auf was und wie Sie sitzen. Doch die meisten der angebotenen Stühle, und mögen sie noch so ergonomisch gearbeitet sein, bieten keine Möglichkeit, sich – außer ein bißchen darauf herumzurutschen – auch während des Sitzens zu bewegen.

Eine gute und auch preiswerte Alternative zu diesen Stühlen stellt der Sitzball dar. Leider läßt sich dieser schlecht in jede Büroumgebung integrieren. Ein Stuhl, der alle Vorzüge des Sitzballes besitzt und daneben noch höhenverstellbar und auch vertikal und horizontal je nach Körpergewicht variierbar ist, ist ein Sitzhocker namens »Swopper«. Dieser äußerst flexible Stuhl zwingt den Sitzenden immer wieder, das Gleichgewicht zu suchen und eine für den Rücken optimale Körperhaltung einzunehmen. Beim aufrechten Sitzen ist der Swopper leicht nach vorne geneigt (siehe Abb. rechte Seite). Je nachdem, welche Sitzhaltung Sie einnehmen, verändert sich auch der Neigungswinkel des Sitzhockers. Der Swopper ermöglicht also in jeder Position ein optimales Sitzen, allerdings bedarf er auch einiger Eingewöhnungszeit. Denn beim Sitzen auf dem Swopper werden Muskeln beansprucht, die vielleicht jahrelang nicht mehr genutzt worden sind. Um diese nicht zu überbeanspruchen, sollten Sie den Stuhl in den ersten Tagen deswegen nur für etwa zwei Stunden benutzen. Steigern Sie allmählich den Gebrauch, bis sich die Rückenmuskeln an ihre neuen Aufgaben gewöhnt haben. Die Bezugsquellen des Swoppers finden Sie im Anhang (S. 111).

Spezifische Rückenschmerzen – Vorsicht bei der Behandlung

Wenn Rückenschmerzen auf eine eindeutig nachweisbare Ursache zurückzuführen sind, spricht man in der Schulmedizin von spezifischen Rückenschmerzen. Dazu zählen Anomalien wie Bandscheibenvorfall, Wirbelgleiten (Spondylolisthesis), Einengung des Rückenmarkskanals und der Nervenaustrittsöffnungen (Spinalstenose), Instabilität der Wirbelsäule, Wirbelbrüche, Tumore, Infektionen und entzündliche Erkrankungen. In der Praxis sind Rückenschmerzen aber nur bei etwa 15 Prozent der Patienten auf derartige Ursachen zurückzuführen. Das Gros der Beschwerden im Rückenbereich zählt dagegen zu den sogenannten unspezifischen Rückenschmerzen (siehe S. 82).

Die oben aufgeführten Erkrankungen an der Wirbelsäule sind ernstzunehmende Störungen, bei denen ich in der Regel von einer Selbstbehandlung abrate. In meiner Praxis therapiere ich von den spezifischen Rückenschmerzen nur solche, bei denen eindeutig diagnostiziert werden kann, daß ein Bandscheiben-

Der Swopper – sitzen und sich doch bewegen

Bei spezifischen Rückenschmerzen kann eindeutig eine Anomalie diagnostiziert werden

vorfall, Wirbelgleiten oder Einengung des Rückenmarkskanals und der Nervenaustrittsöffnungen und Instabilität einzelner Wirbel bis zu maximal fünf Millimeter vorliegt. Bei Tumoren, Infektionen und entzündlichen Erkrankungen im Rückenwirbelbereich und auch bei Wirbelbrüchen sollten mit den Techniken der Osteopraktik nur die oft schmerzhaften Folgebeschwerden behandelt werden. Einen Grenzfall stellen meiner Ansicht nach Bandscheibenschäden dar, weshalb ich diesen Problembereich kurz diskutieren möchte.

Bandscheibenschäden

Bandscheibenvorfälle, im medizinischen Jargon »Bandscheibenprolaps«, stellen die größte Gruppe der spezifische Rückenbeschwerden dar und verursachen – nach Aussagen von Patienten – die am schwersten zu ertragenden Schmerzen. Es ist deshalb nicht verwunderlich, daß viele bei der Diagnose Bandscheibenvorfall einer Operation zustimmen, die ihnen als letzter Ausweg der oft quälenden Schmerzzustände erscheint.

Doch was ist eigentlich ein Bandscheibenvorfall und wie entsteht er? Im folgenden möchte ich Ihnen die einzelnen Schritte, die dazu führen, daß eine Bandscheibe vorfällt, skizzieren und dem operativen Eingriff die alternative Behandlungstechnik der Osteopraktik gegenüberstellen.

1: Bandscheibenring
2: Kern
3: Nervenwurzel
3a: Durch den Bandscheibenvorfall verdrängte Nervenwurzel
4: Wirbelkörper
5: Dornfortsatz

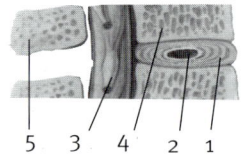

5 3 4 2 1

A: Gesunde
Bandscheibe

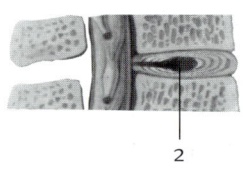

2

B: Vorgewölbte
Bandscheibe

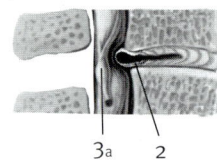

3a 2

C: Bandscheibenvorfall

Was ist das, ein Bandscheibenvorfall?

Nach meiner Auffassung beginnt die Leidensgeschichte eines Bandscheibenvorfalls mit Muskelfaserverdickungen, den sogenannten Triggern (siehe S. 18). Diese verspannen und verkürzen die Rückenmuskeln, die wiederum an der Wirbelsäule ziehen und einzelne Wirbel in eine Fehlstellung bringen. Dadurch verstärkt sich der Druck auf die Bandscheibe, die ihre eigentliche Aufgabe, als Schutzpolster zwischen den Wirbeln Stöße aufzufangen, nur mehr eingeschränkt wahrnehmen kann.

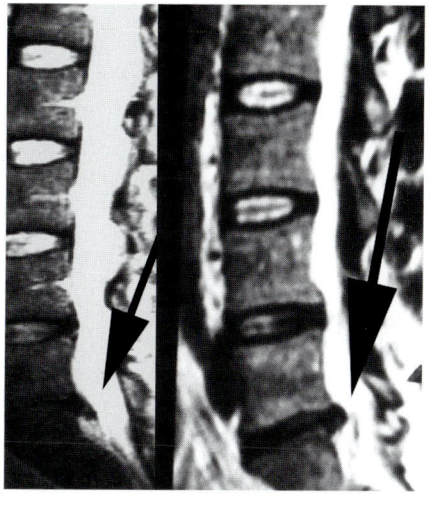

Doch was sind diese Bindeglieder zwischen den einzelnen Wirbeln eigentlich? Eine Bandscheibe ist, einfach gesagt, eine Scheibe, die als elastischer Puffer zwischen

Links: Weit nach unten reichender Bandscheibenvorfall
Rechts: Um einige Millimeter zurückgebildeter Vorfall

zwei Rückenwirbeln eingelagert ist. Sie besteht aus einem wasserhaltigen, gallertartigen Kern, der von einem festen Faserring eingeschlossen wird. Dieser Faserring fängt den größten Teil der Druckbelastung auf die Wirbelsäule, beipielsweise beim Springen, aber auch beim Gehen, auf. Das erste Bild A auf der linken Seite zeigt eine intakte Bandscheibe. Der flüssige Kern liegt fest eingebettet im Bandscheibenring.

Im Laufe der Zeit – das können Jahrzehnte oder auch nur Jahre oder Monate sein – wird der Faserring schrittweise abgenutzt und schließlich zerstört. Ein erstes sichtbares Anzeichen dafür ist eine Verwölbung der Bandscheibe, wie sie in der mittleren Skizze B (siehe linke Seite) zu sehen ist. Hält der Druck auf die bereits geschädigte Bandscheibe weiter unvermindert an, kann es zu einem Einriß oder sogar zu einem Durchriß des festen Faserrings und damit zur Ablösung des weichen Kernmaterials kommen, wie es im Bild C der Fall ist. An diesem Einriß quillt der weiche Kern heraus und drückt auf die Nervenwurzel (3a) des Rückenmarks. Dadurch schwillt das umgebende Gewebe an, die Folge sind unerträgliche Wurzelreizschmerzen, die bis in den Fuß hinunterziehen und sogar eine allmähliche Lähmung und Taubheit des Beines mit sich bringen.

Derartige Bandscheibendefekte kann man mit Hilfe einer Kernspintomographie identifizieren, wie es auf dem linken Röntgenbild (S. 97) zu sehen ist. Der Pfeil auf der linken Seite weist auf einen großen Bandscheibenvorfall hin. Durch die Behandlung mit der Trigger-Manipulation konnte dieser Vorfall deutlich zurückgedrängt werden (rechte Röntgenaufnahme, S. 97).

Wie kommt es zu einem Bandscheibenvorfall?

Wie oben bereits angedeutet, sind die Ihnen bereits bekannten Trigger die eigentlichen Auslöser eines Bandscheibenvorfalls. Dieser Zusammenhang wird durch die meisten Krankengeschichten unterstützt. Denn im typischen Fall leiden viele Patienten vor dem Bandscheibenvorfall anfangs nur an leichten Verspannungen, gelegentlichen Schmerzen oder einem am Morgen steifen Rücken, dann treten die Schmerzen immer häufiger auf oder werden durch einen Hexenschuß extrem verstärkt. Bevor ein Bandscheibenvorfall diagnostiziert wird, kommen außerdem immer öfter Ischiasbeschwerden hinzu.

Ein Bandscheibenvorfall ist der schmerzhafte Höhepunkt einer Entwicklung, die von gereizten Triggern eingeleitet wurde

Ein Bandscheibenvorfall stellt in den meisten Fällen also nur den schmerzhaften Höhepunkt einer allmählichen Entwicklung dar, die von gereizten Trigger-Punkten eingeleitet wurde. Darin liegt auch die Erklärung dafür, daß selbst nach einer erfolgreichen Bandscheibenoperation die Schmerzen weiterhin bestehen bleiben können. Doch nicht nur das: Die unbehandelten Trigger führen wieder zu Verspannungen der Muskulatur, und der Kreislauf beginnt von vorne.

Die in diesem Buch vorgestellten Therapien, vor allem die Trigger-Manipulation, geben Ihnen ein einfaches, aber wirkungsvolles Instrumentarium an die Hand, Rückenbeschwerden gleich im Anfangsstadium zu behandeln. Orientieren Sie sich dabei an den Beschreibungen im Kapitel Rückenschmerzen (siehe S. 82). Eine Bandscheibenoperation sollte dagegen immer der letzte Ausweg bleiben. Das Hauptargument für eine operative Korrektur besteht darin, daß die

Schmerzen schnell beseitigt werden. Zugegeben, das ist eine vereinfachte und trockene Darstellung der Problematik, aber die Praxis spricht eine eindeutige Sprache.

Bandscheibenprobleme im Praxisalltag

Trotz Operation weiterhin Schmerzen

Herr H., 56 Jahre, hatte seit 1978 Schmerzen im unteren Rücken, die in beide Gesäßhälften ausstrahlten. 1993 wurden zwei Bandscheibenvorfälle operiert und eine Dekompression (Entlastung) einer Spinalstenose (Verengung des Wirbelkanals) durchgeführt. Anfangs besserten sich die Schmerzen, ein paar Wochen nach der Operation traten die gleichen Beschwerden aber erneut auf und verschlimmerten sich kontinuierlich. Die Rückenschmerzen wurden so stark, daß er nur noch mit viel Mühe gehen oder stehen konnte. Nachdem Spritzen, Massagen, Wärmebäder, Krankengymnastik, Medikamente und Akupunktur keine Linderung brachten, kam Herr H. – drei Jahre nach der Operation – zu mir in Behandlung. Bei der Suche nach Triggern fand ich steinharte Muskeln vom Nacken und den Schultern bis zum Kreuzbein. Die Gesäßmuskulatur war so verspannt, daß die Beweglichkeit der Hüften eingeschränkt war.

Die Therapie nach der Trigger-Manipulation, die Dehnung der Rückenmuskulatur mit dem BackPull® und eine Ohrakupunktur zeigte bereits nach drei Behandlungen deutliche Erfolge. Als sich die Beschwerden im Nacken und in den Schultern nach insgesamt neun Behandlungen deutlich gebessert hatten, kam es wieder zu einem Rückfall, der weitere Behandlungen notwendig machte. Heute kann Herr H. wieder weite Strecken zu Fuß gehen, das Stehen macht ihm keine Mühe mehr, und er kann seine Hausarbeiten ohne Hilfe selbst erledigen.

Der Heilungsverlauf des Herrn H. ist kein Einzelfall. Mich suchen immer wieder Patienten auf, die trotz einer technisch erfolgreich verlaufenen Bandscheibenoperation immer noch oder

wieder an teilweise unerträglichen Rückenschmerzen leiden. Dafür gibt es aus der Sicht der Osteopraktik zwei Gründe:
- Trigger, die bereits vor der Operation bestanden
- Trigger, die durch eine Operation erst entstanden sind

Wenn sich Trigger finden, die bereits vor der Operation gereizt waren und somit Schmerzen verursachten, kann ich fast immer auf eine erfolgreiche Behandlung hoffen. Dabei gehe ich meist nach den gleichen simplen Prinzipien vor: Beseitigung der schmerzhaften Trigger mit der Trigger-Manipulation und sanfte Dehnung der verspannten und verkürzten Muskulatur. Um Ihnen meine Vorgehensweise zu demonstrieren, stelle ich ihnen zwei weitere Patienten vor.

Trigger im gesamten Rücken, Gesäß und Bein

Herr L., 34 Jahre, litt seit Anfang 1995 an Kreuzschmerzen im Lendenbereich, die bis in den rechten Fuß ausstrahlten. Fünf Monate später wurde er endoskopisch, das heißt mit Hilfe eines von außen eingeführten Instruments (Mikrochirurgie), an der Bandscheibe operiert. Die Schmerzen ließen etwas nach, blieben aber weiterhin bestehen. Eine mehrwöchige Rehabilitation, monatelange Spritzen- und Infusionsbehandlungen, Wärmebehandlungen, Massagen und Krankengymnastik brachten ebenfalls keine Linderung. Die Schmerzen traten beim Sitzen, Stehen und Gehen immer wieder auf. Nachts wurde er zusätzlich von starken Nacken- und Schulterbeschwerden geplagt.

Ein Jahr nach der ersten Schmerzattacke kam Herr L. zu mir in Behandlung. Bei einer Untersuchung fand ich Trigger in den Nacken-, Schulter-, Rückenmuskeln, im Lendenbereich, Gesäß und Bein. Schon die erste Trigger-Manipulation an den Lendenmuskeln und im Gesäß brachte eine deutliche Besserung, nach drei Behandlungen waren die Lendenmuskulatur und das Bein schmerzfrei. Die gleichen Erfolge konnten wir im Nacken- und Schulterbereich verzeichnen. Inzwischen geht es Herrn L. wieder sehr gut. Er kann ohne Behinderung gehen, stehen und laufen, nachts wird er nicht mehr von Schmerzen geweckt.

Schmerzen im Lendenwirbelbereich

Herr S., 41 Jahre, wurde immer wieder von Schmerzen im Lendenwirbelbereich geplagt, doch Spritzenbehandlungen, Bäder, Massagen, Krankengymnastik, Chirotherapie und Akupunktur brachten keine anhaltende Besserung. Sechs Monate später wurde eine ambulante endoskopische Bandscheibenoperation durchgeführt. Herr S. war sofort völlig schmerzfrei und konnte sogar wieder Sport treiben. Nach einigen Monaten traten die Schmerzen, diesmal mit Ausstrahlungen in das Bein, jedoch wieder auf, ohne daß ein weiterer Bandscheibenvorfall festgestellt werden konnte. Als ich Herrn S. untersuchte, fand ich gereizte Trigger im unteren Rücken und Gesäß. Nach nur zwei Behandlungen war er wieder schmerzfrei und konnte ungehindert Tennis spielen.

Bandscheibenvorfall – operativer Eingriff

Kurz nach der Einführung der Computer- und später Kernspinographie in der Medizin konnte man einen deutlichen Anstieg an Operationen im Wirbelsäulenbereich verzeichnen. Aus der Sicht der Ärzte war dies nur verständlich. Denn dadurch, daß mit Hilfe dieser Röntgenverfahren bereits im Vorfeld genau nachgewiesen werden konnte, welche Bandscheibe und wie stark diese vorgefallen war, konnte man den operativen Eingriff exakt und schnell ausführen. Doch als die Heilerfolge trotz dieser guten Vorgaben nicht größer wurden, begann man, die Röntgenbefunde differenzierter zu deuten und riet merklich zurückhaltender zu einer Bandscheibenoperation. Denn selbst ein großer Vorfall muß nicht der Grund für die Schmerzen sein, wie eine groß angelegte Studie, die mit Schmerzpatienten durchgeführt wurde, bestätigt. Obwohl heute bei weitem nicht jeder Bandscheibenpatient operiert wird, herrscht unter Fachkollegen Einigkeit darüber, daß immer noch zu häufig zum Skalpell gegriffen wird. Über den richtigen Zeitpunkt des Eingriffs werden immer wieder Expertendiskussionen geführt, dennoch wird ein Kriterium für die Operationsentscheidung allgemein anerkannt: Wenn durch den Bandscheibenvorfall die Kontrolle über Blase oder Darm gestört ist, sollte sofort operiert werden.

Mit Hilfe moderner Röntgenverfahren können Bandscheibenvorfälle exakt diagnostiziert werden

Moderne Operationsmethode

Mittlerweile können selbst große Bandscheibenvorfälle ambulant operiert werden. Dabei wird über einen Führungsdraht ein kleines chirurgisches Saug-Schneide-Instrument durch die Haut an die Bandscheibe herangeführt. Die krankhaft veränderten Teile des weichen gallertartigen Bandscheibenkerns werden abgesaugt, wodurch sich die Bandscheibe zurückziehen kann und nun nicht mehr auf die Nerven drückt. Im Gegensatz zur konventionellen Bandscheibenoperation wird bei dieser Methode der Wirbelkanal also nicht geöffnet, somit können Narben- oder Verwachsungsbeschwerden vermieden werden.

Entscheidungshilfe

Im Rahmen dieser Diskussionen wurden 1995 von einer internationalen Expertenkommission »International Association for the Study of Pain« Studienergebnisse verglichen. Daraus entstanden Richtlinien für die Behandlung von Rückenproblemen im Lendenwirbelbereich. Man kam zu folgender Übereinkunft: In den ersten drei Monaten nach Auftreten von akuten Rückenschmerzen sollte nur dann eine Operation erwogen werden, wenn folgende Voraussetzungen gegeben sind:

Wichtige Kriterien für eine Bandscheibenoperation

1. Die Ischiasschmerzen sind sehr stark und behindern den Bewegungsapparat.
2. Die Beschwerden verbessern sich auch mit wirksamen therapeutischen Maßnahmen innerhalb von vier Wochen nicht oder verschlimmern sich sogar noch.
3. Wenn der Bandscheibenvorfall nachweislich Funktionsstörungen an den Nervenwurzeln nach sich zieht.

Falls Sie vor der Entscheidung stehen, ob eine Bandscheibenoperation notwendig ist, sollten Sie mit Ihrem Arzt diese Punkte diskutieren. Bedenken Sie dabei auch, daß über 80 Prozent der Patienten trotz einer eindeutigen Operationsindikation auch ohne Operation auskommen und sich die Schmerzen auch nach einem operativen Eingriff nicht immer bessern.

Schmerzen in den Gelenken

Gelenkschmerzen – so die verbreitete Meinung – werden durch Abnutzungserscheinungen verursacht. Dieser Auffassung, die auch von vielen Ärzten unterstützt wird, muß ich widersprechen, oder genauer gesagt, die eigentliche Ursache für diese Gelenkabnutzungen erläutern.

Gelenkschmerzen entstehen durch Druck auf das Gelenk. Dieser Druck wird durch verspannte Muskeln ausgelöst, die sich wiederum durch Muskel-Trigger, die unter Umständen schon seit der Geburt in den Muskelfasern schlummern, verkürzen. Der Kreislauf vom stummen Trigger bis hin zum schmerzenden Gelenk ist also derselbe, den Sie schon im Kapitel Trigger-Manipulation (Seite 18) kennengelernt haben: Der verspannte Muskel verhindert eine gleichmäßige Druckverteilung auf die Gelenke und zieht verstärkt am Gelenk. Die Folge sind Abnutzung des Gelenkknorpels und Schmerzen, die von den Befestigungsstellen des Muskels am Gelenk ausgehen. Neben der Schulter und dem Hüftgelenk sind auch die Kniegelenke häufig von diesen Problemen betroffen.

Gelenkabnutzungen sind die Folgen von verspannten und verkürzten Muskeln

Das Kniegelenk schmerzt, aber keiner findet etwas

Herr D., 53 Jahre, litt seit einem Jahr an ständig wiederkehrenden Kniebeschwerden, doch bei einer Arthroskopie (Gelenkspiegelung) konnten weder eine Veränderung am Meniskus noch am Knorpel festgestellt werden. Trotz intensiver Behandlungen mit Spritzen, krankengymnastischen Übungen und Medikamenten verbesserten sich die Kniebeschwerden nicht. Als Herr D. zu mir kam, fand ich in den inneren Oberschenkelmuskeln mehrere schmerzhafte Trigger-Punkte, die bis in das Kniegelenk strahlten. Bereits nach drei Trigger-Behandlungen konnte Herr D. eine deutliche Linderung der Beschwerden feststellen, nach weiteren sechs Selbstbehandlungen war er völlig schmerzfrei. Heute kann er sein Knie wieder voll belasten und hat seit über einem Jahr keine Probleme mehr.

Was ist ein Meniskus?

Ein Meniskus ist ein Knorpelring, der den Druck, der bei jedem Schritt auf dem Knie lastet, gleichmäßig auf die Gelenkflächen verteilt und dadurch eine Abnutzung des Gelenkknorpels verhindert. Jedes Kniegelenk hat zwei dieser Knorpelringe, die als Innen- und Außenmeniskus bezeichnet werden. Diese natürlichen Stoßdämpfer im Kniegelenk werden im Laufe der Zeit als erstes beschädigt und müssen dann operativ entfernt werden. Doch damit sind Spätfolgen bereits vorprogrammiert: Ohne den schützenden Meniskus müssen die Gelenkknorpel die ständige Reibung selbst abfangen – eine schmerzhafte Arthrose entsteht

Ein typisches Beispiel für muskelbedingte Gelenkprobleme sind Schmerzen an der Innenseite des Knies. An dieser Stelle laufen die Sehnen von drei Muskeln zusammen und bilden direkt unterhalb des Kniegelenksspalts, eine Sehnenplatte, die wie ein Gänsefuß aussieht. Trigger in diesem Bereich können derart schmerzen, daß man meint, einen schweren Meniskusschaden zu haben. Erst eine Spiegelung des Gelenks (Arthroskopie) zeigt, daß alles in bester Ordnung ist. In der Regel werden in diesen Schmerzfällen entzündungshemmende Tabletten, Salben und Ruhigstellung des Gelenks verordnet, wodurch die Beschwerden auch etwas gelindert werden.

Doch mit derartigen Maßnahmen ist das Problem in den meisten Fällen noch nicht beseitigt. Und wenn im Laufe der Jahre die Knieschmerzen immer häufiger und heftiger auftreten, muß man erkennen, daß diese Lösung nur eine Zwischenlösung gewesen sein konnte. Eine erneute Gelenksspiegelung zeigt nun inzwischen einen Einriß im Innenmeniskus. Wird dieser operativ entfernt, lassen die Knieschmerzen oft auch tatsächlich nach.

Querschnitt durch das Knie (von oben)
1: Innenmeniskus
2: Außenmeniskus

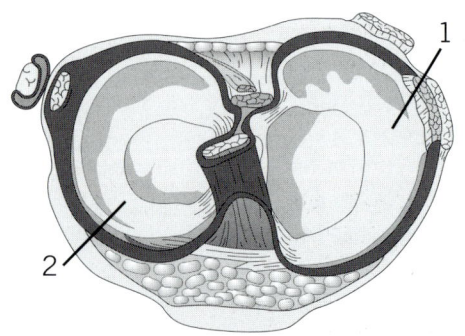

1

2

So entsteht ein Meniskusschaden

Doch wie kommt es dazu, daß der Meniskus zerstört wird? Die Antwort ist die gleiche, wie Sie Ihnen schon an mehreren Stellen dieses Buches gegeben wurde: Verspannte Beinmuskeln erhöhten durch eine Fehlbelastung den Druck auf den Meniskus dermaßen, daß er schließlich abnutzt. Wenn der beschädigte Knorpelring nun entfernt wird, kann das Kniegelenk einige Millimeter zusammenrücken. Dadurch verringert sich auch der Druck auf das Kniegelenk, weil die Muskelverspannung weniger wirksam ist.

Doch nun beginnt der Kreislauf von Trigger-Verspannungen, Muskelverkürzung und Druck auf das Gelenk von neuem. Denn werden die Verspannungen nicht behandelt, verkürzt sich der Muskel immer weiter, überträgt den Druck nun jedoch direkt auf die knorpeligen Gelenkflächen. Diese Gelenkflächen – nun nicht mehr vom Meniskus geschützt – nutzen sich ab, die Knieschmerzen werden unerträglich – und die nächste Operation steht ins Haus. Dieser Prozeß kann sich so weit fortsetzen, bis eine Schlittenprothese als Kniegelenkersatz eingesetzt werden muß.

Fehlt der schützende Meniskus, wird der Druck direkt auf das Kniegelenk übertragen

Fallbeispiele aus dem Praxisalltag

Mit der Trigger-Manipulation gelingt es, auch ohne Operation Gelenkschmerzen zu lindern und das scheinbar unaufhaltsame Fortschreiten einer Gelenkabnutzung zu verlangsamen oder gar zum Stillstand zu bringen. Die folgenden Fallbeispiele aus meiner Praxis geben den oft typischen Verlauf von Kniegelenksbeschwerden wieder, die auch durch Operationen nicht oder nur kurzfristig beseitigt werden konnten.

Meniskusverletzung beim Fußballspielen

Herr H., 42 Jahre, verletzte sich beim Fußballspielen ein Knie. Nach mehreren Wochen Spielpause, Spritzenbehandlung und Krankengymnastik fing er wieder an, Fußball zu spielen, doch schon nach einem Spiel traten die Beschwerden wieder auf. Das Knie schwoll an, er verspürte

Schmerzen im inneren Kniegelenk und im Bereich der Kniescheibe. Bei einer Kniegelenkspiegelung fand man einen leichten Einriß des Innenmeniskus, eine operative Entfernung erschien allerdings nicht notwendig. Als die Schmerzen nicht nachließen, kam Herr H. vier Wochen nach der Arthroskopie zu mir. Ich fand mehrere Trigger-Punkte im Bereich der inneren Oberschenkelmuskulatur und im Beinstreckermuskel. Nach nur sechs Behandlungen mit der Trigger-Maipulation trat eine deutliche Besserung ein, und Herr H. begann wieder allmählich mit dem Fußballtraining. Während dieser reduzierten Trainingsphase behandelte er sich regelmäßig selbst, nach weiteren sechs Wochen war er wieder voll einsatzfähig. Inzwischen behandelt er vor und nach jedem Fußballspiel seine Muskeln nach den neu erlernten Techniken.

Ski Heil – Sturz beim Skifahren mit weitreichenden Folgen

Herr W., 25 Jahre, stürzte bei einem Skirennen, trug außer einigen Prellungen jedoch keine Knochenbrüche davon. Innerhalb von drei Wochen entwickelten sich allerdings heftige Schmerzen im äußeren Kniegelenk. Bei einer orthopädischen Untersuchung konnte man aber keine Schäden feststellen, auch die Bänder waren gesund und stabil. Doch trotz Massage, Dehnungsübungen und vorsichtigem Training nahmen die Schmerzen im Knie in den folgenden Wochen derart zu, daß Herrn W. selbst das Gehen schwer fiel. Bei meiner Untersuchung fand ich mehrere Trigger im Bereich der äußeren Oberschenkelmuskulatur, die sich als Ursache für die Knieschmerzen herausstellten. Schon nach der ersten Trigger-Therapie trat eine deutliche Schmerzlinderung ein, und Herr W. konnte wieder schmerzfrei gehen. Nach weiteren drei Behandlungen konnte er wieder Ski laufen.

So geht die Trigger-Behandlung

Für Gelenkschmerzen am Innenknie zeichnet meist eine Verkürzung des inneren Muskelbauchs (Nr. 1) des großen Oberschenkelmuskels Quadrizeps verantwortlich. Beschwerden im vorderen Kniegelenk und an der Kniescheibe werden über den mittleren Muskelbauch des Quadrizeps (Nr. 2) behandelt. Probleme am äußeren Knie werden durch Trigger des äußeren Muskelbauches (Nr. 3) verursacht und dort behandelt:

⇨ Therapieren Sie Trigger in der Oberschenkelmuskulatur nur in der Dehnposition: Setzen Sie sich dazu auf einen Stuhl, die Beine sind im 90-Gradwinkel gebeugt. Um auch tiefer sitzenden Trigger in dieser großen Muskelgruppe zu erreichen, führen Sie mit dem Therapiegriff kräftige Auf- und Abwärtsstreichungen durch. Behandeln Sie auch die Schmerzpunkte direkt am Knie (einschließlich der knöchernen Stellen, wo die Sehnen ansetzen).

Schmerzen an der Rückseite des Kniegelenks, Achillessehne, Ferse und Fuß werden oft von Triggern in den Wadenmuskeln ausgelöst.

⇨ Zur Trigger-Manipulation stellen Sie den Fuß im Sitzen flach auf den Boden und suchen mit den Therapiegriff nach Triggern in der Wade. Arbeiten Sie wiederum mit ausreichendem Druck.

Bitte beachten Sie:
Lesen Sie Einzelheiten über Behandlungstechnik, -dauer und Griffhaltung auf den Seiten 22 bis 25 nach

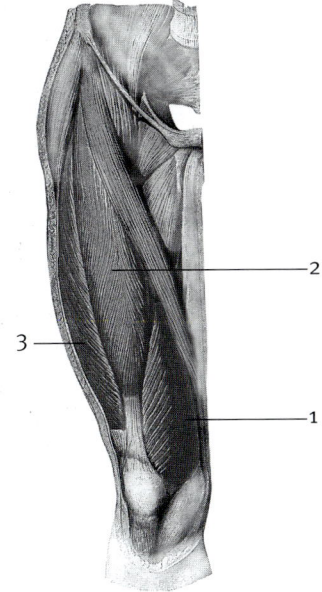

Oberschenkelmuskel Quadrizeps

Bitte beachten Sie

Die Muskeln, die zum Kniegelenk führen, reagieren außerordentlich empfindlich auf Druck. Steigern Sie deshalb den Behandlungsdruck sehr langsam. Sparen Sie Bereiche mit großen Krampadern aus. Insbesondere an der Innenseite des Oberschenkels bilden sich nach der Trigger-Manipulation oft dunkelblaue Blutergüsse, die sich allerdings nach ein bis zwei Wochen wieder zurückbilden.

Dehnübung

Bei verspannten und verkürzten Beinmuskeln empfiehlt es sich, folgende Dehnübungen regelmäßig durchzuführen:

⮡ Für die Dehnung der Oberschenkelmuskulatur (Quadrizeps) legen Sie sich am besten in die Seitenlage, der untere Arm stützt den Kopf. Beugen Sie nun das Knie des oben liegenden Beines, und ziehen Sie es mit der anderen Hand so weit wie möglich nach hinten in Richtung zum Gesäß. Alternativ können Sie auch im Stehen dehnen.

Dehnung der Oberschenkelmuskulatur

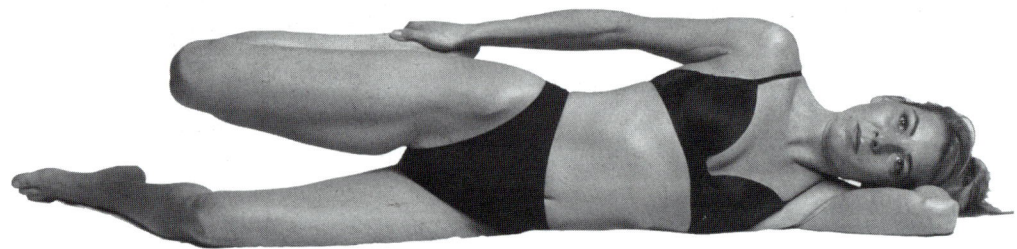

Schmerzen in den Gelenken

Die Dehnung der Unterschenkelmuskulatur geht in zwei Schritten:

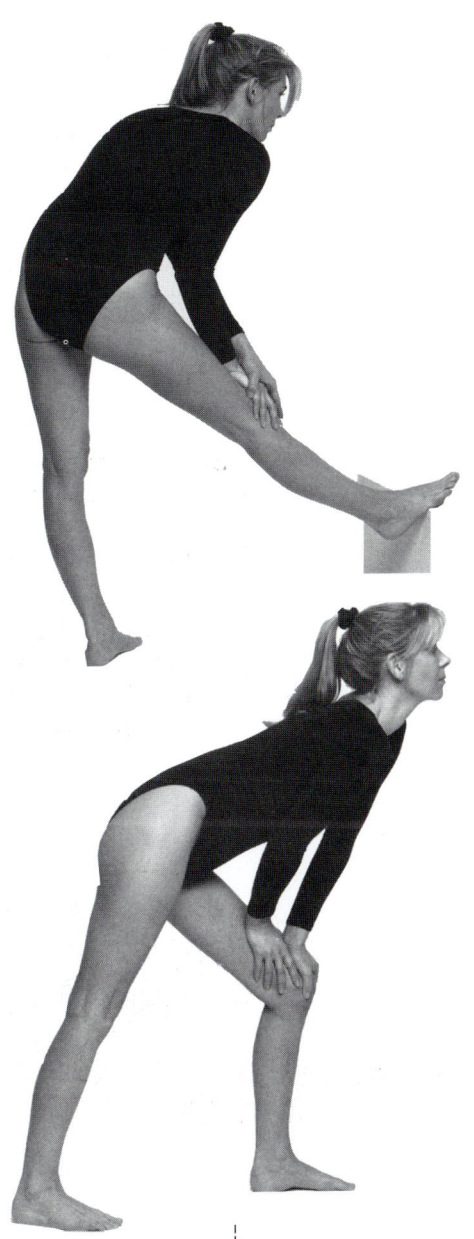

▷ Um die hinteren, oberflächlichen Wadenmuskeln zu dehnen, stellen Sie den Fuß wie rechts gezeigt auf eine leichte Erhöhung, beispielsweise auf eine Treppenstufe, und drücken die Ferse kräftig nach unten. Sie sollten einen leichten Zug in den Waden verspüren. Bleiben Sie etwa zwei Minuten in der Dehnposition, und wechseln Sie dann das Bein.

▷ Die tieferen Wadenmuskeln werden gestretcht, indem Sie in einem leichten Ausfallschritt das vordere Bein flach auf den Boden setzen und leicht anwinkeln. Das Körpergewicht wird dabei auf dieses Standbein verlagert (siehe rechts). Beugen Sie das vordere Bein aber nur so weit, daß Sie zwar eine deutliche Dehnung der Wadenmuskeln, aber keine Schmerzen spüren.

Ein Wort zum Schluß

Sie finden in diesem Buch Behandlungsanweisungen, mit deren Hilfe Sie Kopf-, Nacken- und Rückenschmerzen, Sportverletzungen, Schulter- und Kniebeschwerden behandeln können. Die hier beschriebenen Übungen eignen sich als Selbsthilfeprogramm bei leichteren gesundheitlichen Störungen, können aber keinesfalls eine differenzierte Diagnose oder individuelle Therapiemaßnahmen durch einen in Osteopraktik ausgebildeten Arzt oder Therapeuten ersetzen. Sie konnten im Rahmen dieses Ratgebers außerdem nur eine kleine Auswahl der Behandlungsmethoden kennenlernen, dem professionellen Behandler stehen neben diesen eine Vielzahl weiterer Untersuchungs- und Therapieverfahren zur Verfügung, die eine genaue Analyse des Krankheitsbildes und dessen Heilung ermöglichen.

Beachten Sie also unbedingt, daß eine Selbstbehandlung nur in Zusammenarbeit mit einem Arzt oder Therapeuten vorgenommen werden soll. Beraten Sie sich in jedem Fall mit Ihrem behandelnden Arzt, wenn Sie Medikamente einnehmen oder absetzen wollen. Denn das Anliegen dieses Ratgebers ist nicht die Abkehr von der Schulmedizin, sondern die sinnvolle Ergänzung fachärztlicher Maßnahmen.

Der vom Autor vorgestellte Therapieansatz der Osteopraktik beinhaltet in den USA allgemein anerkannte Behandlungsverfahren, die teilweise von den in Europa praktizierten Methoden und Lehrmeinungen abweichen. Der Leser ist selbst aufgerufen, in eigener Verantwortung zu entscheiden, inwieweit er die in diesem Buch vorgestellten Behandlungen anwenden oder seinem behandelndem Arzt vorschlagen will. Doch sicherlich werden Sie lernen, Ihre gesundheitlichen Probleme aus einem anderen Blickwinkel zu sehen.

Schmerzfragebogen

MedConform AG
Mühlebach 2
6362 Stansstad
Schweiz

Auf Anfrage wird Ihnen ein Schmerzfragebogen zugesandt, der zur Auswertung an einen in Osteopraktik ausgebildeten Arzt oder Therapeuten weitergeleitet wird. Ist Ihr Problem mit osteopraktischen Methoden behandelbar, werden Ihnen auf Ihre Beschwerden spezialisierte Ärzte oder Therapeuten benannt. Unkostenbeitrag: 45,– Schweizer Franken (Scheck).

Seminare, Ausbildungskurse

Ausbildungskurse und Seminare über Osteopraktik werden regelmäßig abgehalten in

Schloß Wartensee
9400 Rorschacherberg
Schweiz

Das Kursangebot richtet sich sowohl an interessierte Laien als auch an Ärzte und Therapeuten. Informationen über das aktuelle Kursprogramm und Termine erhalten Sie über MedConform AG (Adresse wie oben).

Bezugsquellen

Die in diesem Buch vorgestellten Therapiegeräte, Kissen und Swopper können über MedConform AG (Adresse wie oben) bezogen werden. Preise auf Anfrage. Seit November 1997 ist ein Begleitvideo zum Buch erhältlich. Informationen und Bestellung über MedConform AG (Adresse wie oben).

Der Autor

Dr. Wolfgang Bauermeister ist ein in den USA ausgebildeter Facharzt für
Physikalische und Rehabilitative Medizin und praktiziert seit 1991 in München.
Er ist in Deutschland der anerkannte Therapeut auf dem Gebiet der
Osteopraktik und bildet international Ärzte und Therapeuten in den
Techniken der Osteopraktik aus.

Fotos:
P. Borsche Fotodesign: 2, 3, 9, 17, 19 (1), 21, 22, 30, 34, 38, 39 (2), 40 (2),
44, 45, 46, 47, 49, 50, 51, 52, 53 (2), 55, 57 (2), 60, 61 (2), 62 (2),
63 (3), 65, 66, 67 (3), 68 (1), 69 (3), 70 (2), 71, 72 (3), 78 (2), 79 (3),
80 (1), 81 (2), 84, 86, 87, 89, 90, 93, 94, 95, 97, 108, 109 (2)
P. Beckers: 14, 18, 19 (1), 27 (1), 28, 31, 33, 42, 59, 68 (1), 80 (1), 85,
88 (3), 96 (3), 107
J. Upledger: 26 (2)
Ciba-Geigy Netter: 27 (1), 29
Illustrationen:
H. Theiss: 64, 104

Redaktion: Ulrike Erbertseder, Christina Hackner

Umschlagskonzeption: Design-Team, München
Umschlagfoto: P. Eising

© 1997 Mosaik Verlag, München
in der Verlagsgruppe Bertelsmann GmbH / 9 8 7 6
Satz: Alinea GmbH, München
Druck und Bindung: Alcione, Trento
Printed in Italy
ISBN 3-576-10777-0